序　文

　かつて心疾患の精密検査として臨床界に登場した心電図は，今や住民検診や企業検診の場で健康状態のスクリーニングに使われる時代になった．つまり心電図判読は，循環器学を専攻する医師の手を離れ，産業医はもとより保健所に勤務する検査技師や保健師にまで身近な検査となった．その背景には，自動解析心電計の普及がある．

　ところでファクシミリの記録方式を利用した心電図記録器（サーマルレコーダ）の開発によって，心電図波形と心電図解析結果が同一記録紙に印字できる時代となった．そこまではよかったが，心電図判読に精通していない人のためにと追加印字したコメントが各社多様であり，しかも普遍性を欠く点に大きなピットホールが開いた．

　元来，心電図判読は性，年齢，問診をはじめいくつもの臨床所見と総合して行われるものであるが，それにしても判読者が異なると判定結果も異なるという不都合が生ずる．まして心電図波形のもつ限られた情報だけから臨床診断を引き出すことには無理がある．それはそれとして，欧州では，自動解析心電計の診断能力に関しては日本と米国が遅れをとったと批判している．

　本書は，かつて出版した『異常心電図—ミネソタコードと臨床』の基礎編に手をいれて，心電図波形の分類に本邦でゴールドスタンダードとなっているミネソタコードについて，基本となる心電図波形の計測法をはじめ，それら心電図波形が臨床的にどのような意味をもっているのか，チェックされた波形の指導区分にランクづけするにはどうしたらよいかを中心に解説したものである．

　ところで，心電図波形はEinthovenの時代から長い間，横軸は太く縦軸は細い線という伝統的な記録法で描かれてきた．このアナログ波形を基盤として完成したのがミネソタコードである．一方，自動解析心電計が描く心電図はサーマルレコーダによるため，一様の細い線で描かれている．とはいっても，急峻な振れは細目に，緩徐な振れは太目になっている．サーマルレコーダは元来はアナログである心電図をデジタル変換して取り出したデータを波形分析後，見た目にはアナログ波形らしく描いているのであって，言わば偽物の心電図である．その意味では，自動解析心電図が描いた波形をミネソタコードの計測方式で再検討するわけにはいかず，あくまでも自動解析結果を鵜呑みせざるをえないとも考えられる．

しかし，パターン認識を苦手とする自動解析心電計には弱点がある．たとえばST部の上り坂と下り坂の判別には誤りが多く，ST・Tに重なったP波の認識もできないことが多い．まして心電図には記録されない静脈洞結節の興奮・伝達異常という専門医でも診断困難な複雑な不整脈に対しては，解析プログラムすらないのが現状である．このため，自動解析心電計がタイプアウトした結果については医師があらためて再検討する必要があるが，本書がその時の参考に役立てば幸いである．

　平成15年8月

老年病研究所長　**渡 辺　　孝**

■目　次■

1. ミネソタコードとは ……………………………………………………………9
2. ミネソタコード分類における心電図波形計測上のルール ………………13
   - Ⅰ．時間幅の計測／14
     1. P幅（PのはじまりからPのおわりまで）／14
     2. PQ時間〔PR時間〕（PのはじまりからQRSのはじまりまで）／15
     3. QRS幅（QRSのはじまりからQRSのおわりまで）／15
     4. Q幅／15
     5. QT時間（QRSのはじまりからTのおわりまで）／16
     6. R頂点時間（QRSのはじまりからRが最高値に達するまでの時間）／16
   - Ⅱ．電位の計測／17
     1. P電位／18
     2. Q電位／18
     3. R電位／18
     4. S電位／18
     5. QRS全振幅／19
     6. ST-J点／19
     7. T電位／20
   - Ⅲ．ST・Tパターン異常の判定／21
   - Ⅳ．ミネソタコードのための適用細則／23
     1. 一般的事項／23
     2. Q・QS／24
     3. QRS軸偏位／26
     4. 高振幅R波／26
     5. ST接合部とST部／26
     6. 陰性T波／27
     7. 房室伝導障害／27
     8. 心室内伝導障害／28
     9. 不整脈／28
     10. 雑項／28
   - Ⅴ．ミネソタコードの日本での改訂／29

3. ミネソタコード基準の弱点 …………………………………………………31
   - Ⅰ．異常Qの臨床的意義／31
   - Ⅱ．心室肥大の電位基準／32
   - Ⅲ．aVFでQRSが上向きでないときは陰性Tをチェックしない／32
   - Ⅳ．QRS幅が広いときは高振幅R波項を取り上げない／32
   - Ⅴ．ST下降が虚血型（4-1〜3）のときは同時にT波コードを要する／33

　　　　Ⅵ．T波異常が同程度ならどこの誘導であっても同一ランクにコードされる／34
　　　　Ⅶ．QRSが幅広いときはSTならびにTの所見を取り上げない／35
　　　　Ⅷ．不整脈の分類が煩雑である／35
　　　　Ⅸ．低電位の判定／36
　　　　Ⅹ．ST上昇／37
　　　　Ⅺ．弱点についての対策／37

4．ミネソタ基準を正確にコード化するための演習 ……………………39
　　　　Ⅰ．症例1／40
　　　　Ⅱ．症例2／42
　　　　Ⅲ．症例3／44
　　　　Ⅳ．症例4／46
　　　　Ⅴ．症例5／48
　　　　Ⅵ．症例6／50
　　　　Ⅶ．症例7／52
　　　　Ⅷ．症例8／54
　　　　Ⅸ．症例9／56
　　　　Ⅹ．症例10／58
　　　　Ⅺ．症例11／60

5．集団検診におけるミネソタコードのランクづけとその意義 ……………63
　　　　Ⅰ．PQ延長（ミネソタコード6―3）／67
　　　　Ⅱ．期外収縮（ミネソタコード8―1―1〜3または8―9）／68
　　　　Ⅲ．心室内伝導障害（ミネソタコード7―1〜8）／69
　　　　Ⅳ．T波異常（ミネソタコード5―1〜5）／70
　　　　Ⅴ．ST異常（ミネソタコード4―1〜4）／70
　　　　Ⅵ．地域集団検診におけるミネソタコードの出現頻度／71

6．正常波形 ……………………………………………………………75
　　　　Ⅰ．P波／75
　　　　Ⅱ．PR部／78
　　　　Ⅲ．PQ（PR）時間／78
　　　　Ⅳ．QRS／78
　　　　Ⅴ．ST-J点およびST部／80
　　　　Ⅵ．T波／81
　　　　Ⅶ．電気軸／82
　　　　Ⅷ．QT時間／83
　　　　Ⅸ．U波／85

7．正常心の場合にもみられる異常波形 ……………………………87
　　　　Ⅰ．V_1の2相性P，陰性P／87

Ⅱ．尖鋭な P／87
Ⅲ．2峰性 P／89
Ⅳ．V_1 における RSR′型／89
Ⅴ．Q 波のない V_5, V_6／90
Ⅵ．V_1, V_2 の陰性 T／90
Ⅶ．Ⅲと aT_F の陰性 T／90
Ⅷ．非特異的 ST・T 変化／91
　1．若年型 T 変化（juvenile T wave pattern）／92
　2．過呼吸症候群／92
　3．運動家の ST・T 変化／92
　4．神経症性心症候群（neurotic heart syndrome）／93
　5．広範囲の T 電位減少／94
　6．局在性 T 陰性症候群／95
　7．機能的陰性 T と器質的陰性 T／96
Ⅸ．早期再分極症候群（early repolarization syndrome）／97
　1．左胸壁誘導の早期再分極症候群／97
　2．右胸壁誘導の早期再分極症候群／97
　3．診断の要点／99
　4．T 終末部が陰性の早期再分極症候群／101

8．異常波形 ･･105

Ⅰ．左房負荷／105
Ⅱ．右房負荷／107
Ⅲ．両房負荷／108
Ⅳ．左室肥大／108
Ⅴ．右室肥大／112
Ⅵ．両室肥大／115
Ⅶ．左脚ブロック／115
　1．完全左脚ブロック／116
　2．不完全左脚ブロック／117
Ⅷ．右脚ブロック／117
　1．完全右脚ブロック／117
　2．不完全右脚ブロック／118
Ⅸ．心室内ブロック／119
Ⅹ．左脚ヘミブロック／119
　1．左脚前枝ブロック／120
　2．左脚後枝ブロック／121
Ⅺ．異常 Q 波／122
Ⅻ．電気軸の偏位／127
ⅩⅢ．ST 異常／129
ⅩⅣ．T 異常／132

XV. U 異常／135
　　　XVI. QT 時間異常／136
　　　XVII. Brugada 症候群／137
　　　　　1. Brugada 型波形の成因／138
　　　　　2. Brugada 型と早期再分極型との違い／138

9. 心電図自動診断 …………………………………………………………141
　　　I. 目的／141
　　　II. 心電図自動診断の現状／142
　　　III. 心電図自動診断の手順／143
　　　　　1. 入　　力／144
　　　　　2. A/D 変換／145
　　　　　3. 基線補正／145
　　　　　4. 雑音消去／145
　　　　　5. パターン認識／146
　　　　　6. パラメータ計測／148
　　　　　7. 論理判断／148
　　　　　8. 不整脈の自動診断／149
　　　IV. 心電図自動診断の欠陥／150
　　　　　1. 1 心拍の波形計測しか行っていない／150
　　　　　2. ノイズに弱いこと／151
　　　　　3. スライスレベル／151
　　　　　4. 記録された心電図が歪んでいること／152
　　　　　5. 解析コードが標準化されていない／153
　　　V. 安全対策／154
　　　　　1. 安全心電計／155
　　　　　2. 電撃防護の分類／155

10. 心電図記録時の注意 ……………………………………………………159
　　　I. 皮膚の接触抵抗を下げる／159
　　　II. 電極の位置を正しく／161
　　　III. ペーストは必要最小限の範囲に塗る／162
　　　IV. 適正な記録紙を使う／162
　　　V. 感度を 1mV ＝ 1.0cm で記録する／163

1 ミネソタコードとは

　現時点における心電図異常所見とは，剖検所見や生前の血行動態ならびに代謝異常の対応を心電図波形に求め，長い歴史の上に経験的に確立されたもので，その裏づけとなる理論は，ベクトル的考察や細胞内電位の知見によって生理学的に検討され発展したものである．つまり心電図は，あくまでも臨床的立場から，心臓の異常状態が心電図のどういった波形に対応しているかという研究によって発展したものである．

　ところで，臨床の立場で発展した心電図波形異常の判断は，心電図以外の臨床所見と相まって判定しようとする臨床界の常識から，各波形の電位や幅のデジタル的計測値より，むしろアナログ的パターンが重要視されるものである．

　この臨床的な心電図波形の扱い方は，心電図以外の臨床情報に乏しい疫学の場にあって心電図を分析しようとするとき，不都合もはなはだしい．つまり疫学では，心電図波形自体が異常か否か区分しようとする態度をとらざるをえない．ここに，同じ心電図でありながら，その判読方式に大きな相違がある．

　したがって，疫学調査を目的とした心電図波形の独自の判定基準を作成する必要が生じてくる．従来，心電図波形の分類については，Burch および Winsor（1966），Central Bureau of Statistics（1954），New York Heart Association（1964），Schamroth および Friedberg（1970），Robles de Medina（1972）などが知られているが，ミネソタコード（1968）はいかなる所見もすべて定められた範疇に適合するよう客観的分類基準が確立されており，さらにこれがWHOの心臓血管調査方式（1968）に採用されているだけに，ドイツ学派を除いては唯一の国際的共通基準として広く使用された．

　ミネソタコードは，ミネソタ大学の Blackburn らにより発案されたもので[1]，疫学調査を目的とした成人の心電図の統一分類法である．その後 1968 年に改訂され[2]，1982 年にミネソタコードは再改訂がなされ[3]（**付表**），これが現在広く使用されている．

　実のところミネソタコードの特徴は，高度に定量化され客観化された基準で心

電図を分類している点にある．たとえば疫学調査の目的にきわめて重要な項目であるQ・QSはとくに厳重なこまかい分類がなされている．ところが臨床的には関心が深い項目でも，疫学調査のうえで出現頻度が低い波形にはこだわっていない．たとえば"複雑な不整脈"は臨床的にはきわめて重要な病的意義を有するが，1982年改訂まではミネソタコードでは「その他の不整脈」と一括して処理してきた．

ところで，ミネソタコードが本邦に紹介された当初は，元来が疫学を目的としたものなのに，むしろ臨床医の興味をさそったものである．それは，心電図判読に慣れた者にとっても判断のやっかいなQ・QS項やST・T項が整然と分類されており，心電図判読の入門用として有用にみえたからにほかならない．しかし実際の臨床例について検討を進めていくうちに，必ずしも当初の期待どおりでなく，本コードは臨床医の手きびしい批判を浴び，不興を買う羽目となった．でもこれは，臨床医の当初の思惑がはずれたということであって，ミネソタコードの本来の目的に沿った評価を傷つけるものではない．

ミネソタコードはあくまでも心電図波形の分類にすぎない．それを当時の臨床医が，高いランクのコードに該当すれば臨床との対応がよくなるのではないかと期待しすぎたところに問題があったのであって，Q・QS項と心筋梗塞との対応がかんばしくない結果が出たからといって，ミネソタコードを批判するのは筋違いである．

心電図判読の原点に返ってみれば，波形異常所見の臨床的意味づけは，問診，診察，検査といった心電図以外の所見と総合してはじめて可能なのであって，心電図の異常波形自体は心臓病の種類や程度はもちろんのこと，個人の健康状態を教えるものでないことは明瞭である．

ミネソタコードが本邦に定着してからすでに30年以上を経た今日，上記の筋違いな反論をとなえる臨床医はいなくなったが，今度は自動解析心電計を導入した第一線の臨床医からクレームがつけられるようになった．これは一つには解析装置の心電図判読が正しくないことによるが，いずれにせよ，ミネソタコードとともに心電図波形異常の重みづけが"診断"としてタイプアウトされてくるところに誤解がある．

著者らは『異常心電図』のなかで，集団検診やドック検査でミネソタコードを活用するとき，どの程度のコードまでは正常波形とみなせるか，異常の疑いとか異常とかの手がかりとしてはどのコードが問題になるのかという点にふれ，Robles de Medinaの分類[4]を参考として，ミネソタコードのランクづけを行った[5]．そして，「ここに便宜上行ったランクづけは，あくまでも心電図波形上のものであり，"病的"とは器質的心臓病を持つ公算が大であるものの，心電図が異常であるのに心臓病はない（つまり心電図異常が心臓以外の原因でおこっている）場合もあり，心電図に異常がないと判断されながら実際には，Pre-clinicalな冠状

表1　7カ国調査で用いた虚血性心臓病の分類基準[6]

コード	分類基準	備考
00	ミネソタコード　1—1	古い心筋梗塞
01	ミネソタコード　(1—2)+(5—1) または (1—2)+(5—2)	古い心筋梗塞
03	既往歴から臨床的に心筋梗塞と判断され，同時に以下のミネソタコードを示すもの 1—2, 1—3, 5—1, 5—2, 6—1, 6—2, 7—1, 7—2, 7—4, 8—3	心電図の波形異常は非特異的なものであるが，臨床上は心筋梗塞であるもの
04	既往歴から臨床的に心筋梗塞と判断できるもの	心電図には異常がないが，臨床的には心筋梗塞の可能性があるもの
08	既往歴に狭心症をもっているもの	明らかな狭心症
09	原因がはっきりしない不整脈や心不全	冠状動脈が病因の可能性ある慢性心臓病

動脈硬化症がひそんでいる場合がある点を留意しなければならない．この点は心電図波形をチェックする側の責任ではなく，チェックされた心電図を他の所見と総合して臨床的意義づけを行う臨床医の責任でもあり，腕のふるいどころでもある」と注意書きをしておいた．

　ところが実際には，自動解析心電計で"異常"とか"病的"とかタイプアウトされると，これを臨床上の区分とはき違えてとらえているユーザーが少なくないようで，これにはまったく困惑している．ミネソタコードの重みづけについては後に解説するが，単独では意義づけのできないコード同士でも，同時に現れれば大きく意義が変わるものである．

　なおちなみに，Keysが7カ国調査にあたり[6]，虚血性心臓病の判定にミネソタコードをいかに活用したかについて紹介するが（表1），心電図の単独所見（1—2, 1—3, 4—1, 4—2, 4—3, 4—4, 5—1, 5—2, 6—1, 6—2, 7—1, 7—2, 7—4, 8—3）は非特異的安静時心電図変化として一括し，このものを虚血性心臓病に含めていない．このことから理解されるように，ミネソタコードによってランクづけされた異常波形の重みは，臨床的意義の重みに直結するものではない．

　重ねて述べるが，心電図所見を扱ううえでもっともおかしやすい過ちは，元来が疫学用のミネソタコードを，なんとか臨床に直結させようとする態度である．実際に心電図所見と臨床診断との対応がよいのは，Wolff-Parkinson-White（WPW）症候群と鏡像型右胸心くらいしかない．不整脈の診断については心電図が独壇的強みをもっているが，これが心臓病に関係しているのか否かを教えるも

のではない．

　つまり，心電図は心臓疾患の臨床診断法として決して完全なものではない．年齢，性をはじめ，肥満体や胸郭変形といった体型の影響を受けるのはもちろん，とくにST・Tは，感情，食事，過呼吸などの生理的変化によって変動する．したがって同じ異常波形であっても，その背景は千差万別であり，心電図以外の臨床情報と総合して検討しないかぎり，まずは臨床的意義を論ずるわけにはいかないものである．

 ミネソタコード分類における心電図波形計測上のルール

　現在の心電計は熱ペン記録方式からサーマルアレイ方式に代わってきた．これは，熱感紙を熱ペンや発熱素子が撫でることによって，波形が焙り出されるわけである．そして急峻な振れは細く緩徐な振れや基線は太く描かれる．いずれにせよ心電図波形は，真の意味での線ではなく，ある程度の幅をもっている．したがって，波形間の時間や波形の電位を計測するにあたっては，幅のある線つまり帯の上縁で測るのか下縁で測るのかを決めないと，計測値に誤りを生じてしまう．

　実際的に臨床医が心電図を判読する場合は，全体のパターンをアナログ的見地から処理しているのであって，方眼紙の目盛（ヨコ 0.04 秒，タテ 0.1mV）を頼りに大ざっぱな見方をしているわけであるが，ミネソタコードでは計測値を客観的に正確にとらえる態度で臨んでいる．とくに Q 波と ST 部の計測に際してはきわめて厳重な申し合わせがなされており，きわどい波形の計測には肉眼では無理

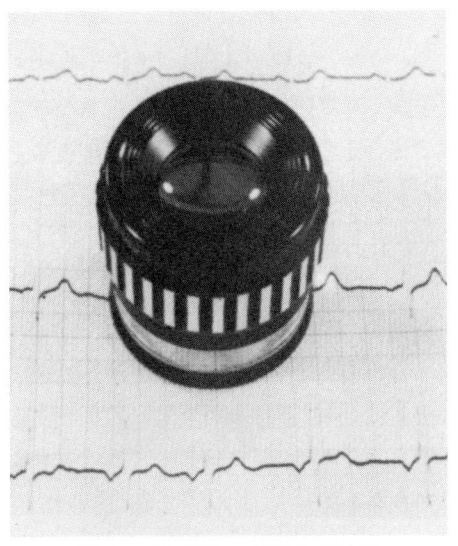

図 1　10 倍ルーペによる計測

で，10倍のルーペ（図1）で慎重に計測するべきことが条件づけられている．

Ⅰ 時間幅の計測（図2）

　P幅，PQ(R)時間，QRS幅，Q幅，QT時間は心電図判読上に重要な情報である．ただしP幅やQT時間についてはミネソタコードの原著では計測の対象となっていない．これら時間幅はPQ時間とQT時間を除いては，延長したときに診断的意義をもつのであって，一見して明らかに延長していないと判断された場合は，いちいち精密に計測する必要はない．PQ時間やQT時間は短縮の場合も有意な情報であるが，PQ時間については方眼紙目盛で3コマ（0.12秒）から5コマ（0.20秒）の範囲であれば，わざわざ正確な値を計測する必要はない．QT時間については，目先の印象だけで延長しているか短縮しているかの判断は不可能に近い．ここはQT計測用スケール（図32，84頁）を利用して判断するのがよい．

1．P幅（Pのはじまりから Pのおわりまで）

　P波が陽性なら基線の上縁で，P波が陰性なら基線の下縁で測定するのが慣わしである．そしてP幅の判定は12誘導のうちもっとも幅広く画かれた誘導の値で決める．これはP波の起始部やP波の終末部の電位が小さいため，誘導によ

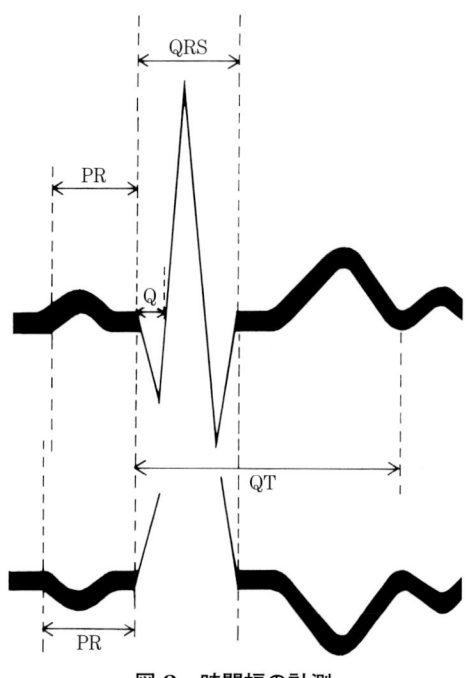

図2　時間幅の計測

っては基線を這っている場合があるからである．ミネソタコードの原著ではP幅の計測を必要としていないため，P幅測定上の細則を定めていない．

2. PQ時間〔PR時間〕（Pのはじまりから QRS のはじまりまで）

　PQ時間は全誘導のなかでもっとも長いPQ時間を計測することになっている．ⅠやV₁では心房興奮の起始部が基線を這うため，実際よりPQ時間が短めに評価されるものである．一般にはⅡ，Ⅲ，aVL，aVFに目をつければよい．ミネソタコードでは，Pのはじまりは P 波が陽性のときも陰性のときも基線の下縁で測り，QRSのはじまり点は，R波なら基線の下縁で，Q波なら基線の上縁で測ることが申し合わされている．そして上記誘導のうちどの誘導でも，大多数の波形（記録されている波形の 50 ％以上）で PQ≧0.22 秒なら PQ 延長（6—3）とし，上記誘導のうち，いずれか二つの誘導で，すべての波形が PQ＜0.12 秒のとき PQ 短縮（6—5）としている．

3. QRS 幅（QRS のはじまりから QRS のおわりまで）

　QRS幅も全誘導のうちもっとも幅広い値をもって代表するのが理論的には正しいが，心室筋分極の最終部と再分極の開始部が重なり合うため，誘導によってQRSの終末部が鋭くなく，ST部との境が不明瞭な場合がある．とくにQRS幅が広い完全脚ブロックの際は，胸壁誘導でのQRS終末部が不明瞭となりやすい．一般に肢誘導でもっとも広いQRS波形で幅を計測する方式がとられている．
　ミネソタコードでは，QRSがQで始まるときは基線の上縁で，Rで始まるときは基線の下縁でQRSのはじまり点を測り，QRSがSで終わるときは基線の上縁で，Rで終わるときは基線の下縁でQRSの終了点を測る申し合わせとなっている．このとき，もしJ点が二つあれば（図6-A），左側のJ点をQRSのおわりとみなすが，どの誘導でもQRSの終了点が不明瞭なら，短めに測ることとしている．完全脚ブロックや心室内ブロックの診断基準の判定は，Ⅰ，Ⅱ，Ⅲ，aVL，aVFのうちもっとも QRS 幅が広い誘導で計測すること，そしてその誘導の大多数の波形（記録されている波形の 50 ％以上）の QRS 幅が 0.12 秒以上であることとし，不完全左脚ブロックについて波形はⅠ，aVL，V₅または V₆のすべての誘導で，大多数の波形（記録されている波形の 50 ％以上）が 0.10 秒≦QRS幅＜0.12 秒であることと定めている．

4. Q 幅

　時間幅の測定のうちでもっとも厳重なのがQ幅の計測である．Q幅の計測を厳重に行ったことのない者の印象は，Q幅というと，おそらく**図3-a**を脳裡に描くことであろう．事実，臨床家の多くが図3-aのイメージをもっているものである．しかし画かれた心電図波形は線ではなく，帯状であるため，実際に正確

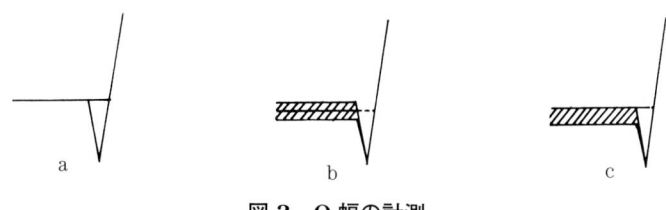

図3　Q幅の計測

なQ幅値を計測しようとするとまったく困惑するはずである．このQ幅測定にあたっては10倍のルーペを使うことがミネソタコード判定には義務づけられているが，ルーペ下で観察した心電図波形は，計測部位を厳重に定めないことにはいかような値のQ幅にもなることが一目瞭然である．

そして，ある者は理論的に解釈して，**図3-b**のように幅をもつ基線の中央を走る線を推定し，これをもってQ幅を測定しようと試みることもあろう．しかしミネソタコードの申し合わせでは，Qのはじまりの点とはPR基線とQ波起始部との接合点でPR基線の上縁である（**図3-c**）．そしてQの終末部とは，Qの谷からの上行脚が基線の上縁を横切る際の左縁の点である（図2）．つまり，ミネソタコードでいうQ幅とは，Qが始まるPR基線上縁の折目と，基線を横切るQRS上行脚の左縁（内側）の点の水平距離である．

これに関しては「サーマル方式では線の太さが均一であり，Q幅は線の右縁から右縁までである」という意見がある[7]．しかしサーマルレコーダで記録された心電図は従来の熱ペン式記録器で記録した心電図と同様に，緩徐な振れは太く，急峻な振れは細いものである．

5. QT時間（QRSのはじまりからTのおわりまで）

T波の終末部にU波が重なってTの終了部が不明瞭になることが，とくにV_1〜V_3で起こる．一般にはQT時間はT波の終了部が明瞭な誘導を選び，正確には三つ連続して計測し平均値を求めるのが正しいが，実際にはQT計測用スケール（図32）で，QT延長あるいは短縮の大まかな判定をすればよい．なおミネソタコードの原案ではQT時間の計測を行わない．

6. R頂点時間（QRSのはじまりからRが最高値に達するまでの時間）

R頂点時間を測るには，PR基線の下縁でRの立ち上がりの点と，Rが頂点に達した点との水平距離をみればよい（**図4-a**）．もしRが二つの頂点をもっているときは，最初の頂点でなく，2番目の頂点をもってR頂点とする（**図4-b**）．ところで**図4-c**はRSR′型に似ているが，ミネソタコードでいう初期Rとは0.25mm以上のものであり，Sとは0.25mm以上のもの，そして終末Rは1.0mm以上のものと定義している（ただし7-5の終末Rは例外で0.25mm以上のも

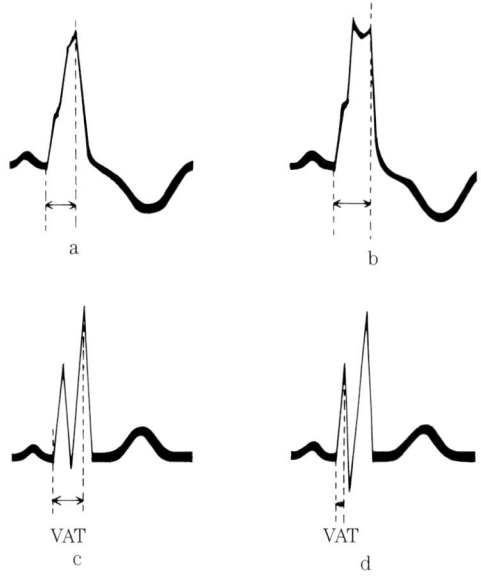

図4 R頂点時間の計測

のをいう).したがって図4-cの波形でS波に見えるものがもし0.25mmに満たなければ,これをS波と認めるわけにいかず"notched R"と分類される.この場合のR頂点とは2番目の頂点を指すことになるから,明らかなS波を認め,RSR′型と呼ばれる**図4-d**の波形のR頂点とは,R頂点時間に大きな違いを生ずるものである.R頂点時間とは心室興奮(伝導)時間(ventricular activation time;VAT)と同じ意味に理解してよい.つまり近接様効果が始まるまでの時間を指している.ただ近接様効果のはじまりとは,正確にいえば頂点に達したRが急に下行脚へ移行する点ということで,微妙な違いはあるが,実際上は問題とならない.

いずれにせよ,R頂点時間が長いということは,電極へ向かって心室興奮が近づいてくるのに要する時間が長いという意味をもっており,ミネソタコードでは,完全左脚ブロック,完全右脚ブロック,WPW型波形のコードにR頂点時間の測定を必要としている.

II 電位の計測

P電位,QRS全振幅,R電位,ST-J点,T電位は重要な情報である.ところでP,QRS,Tの電位は,これらが陽性(上向き)なら基線の上縁から,陰性(下向き)なら基線の下縁から測るが,PとQRSの測定にはPR基線,TとUの測定にはTP基線を用いる(**図5**).

1. P電位

陽性P波の電位はPの直前で基線の上縁から陽性P頂点の上縁までを測定し、陰性PはPの直前で基線の下縁から陰性Pのもっとも深い点の下縁までを計測する．一般に陰性P波の電位が重要なのはV_1の2相性Pの陰性相の値だけであり、そのほかは定性的な陰性というパターンを把握するだけで事は足りる．

なおミネソタコードは、Ⅱ、Ⅲ、aVFの計測値だけで、他の誘導での値は必要としていない．

2. Q電位

Q電位はQRSが始まる点でPR基線の下縁からQ谷の下縁までを測る．Ⅲ、aVFでのQ電位は異常Qの判定に重要である．

3. R電位

R電位はQRSが始まる点でPR基線の上縁からR頂点の上縁までを測る．R電位は心室肥大の判定に重要であるが、すべての誘導で測る必要はない．ミネソタコードでは心室肥大の判定に、Ⅰ、Ⅱ、Ⅲ、aVL、aVF、V_5、V_6を選び、右室肥大の判定にはV_1を選んでいる．

4. S電位

S電位はQRSが始まる点でPR基線の下縁からS谷の下縁までを測る．心室肥大判定にⅢ、aVR、V_1、V_5、V_6のS電位が測られることがあるが、ミネソタコードではS電位の正確な計測をする必要はない．

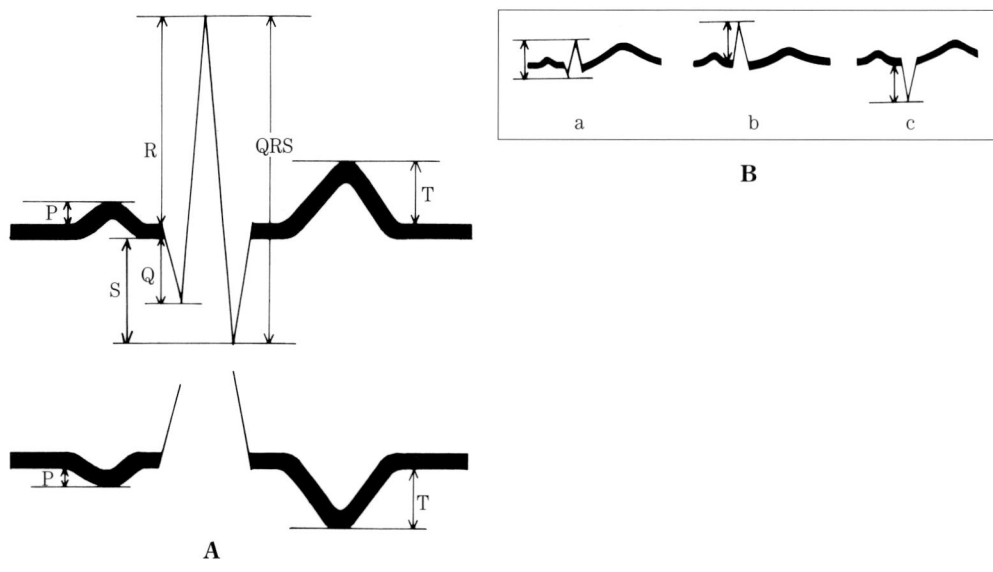

図5 電位の計測

5. QRS 全振幅

　QRS 全振幅は QRS の最大振幅で，QRS 上向き振れの上縁から下向き振れの下縁までを測る（図 5-B-a）．これは低電位差の判定に使われる．低電位差の診断なら全誘導で計測すべきとも考えられるが，ミネソタコードでは胸壁誘導のすべてと，肢誘導のうちⅠ，Ⅱ，Ⅲの計測にとどめている．この場合，各誘導ごとに正確な計測値を求める必要はなく，肢誘導のうちでもっとも振幅の大きいもの，あるいは胸壁誘導のうちもっとも振幅の大きいものだけを計測すればよい．

　ただし注意を要する点を**図 5-B** に示す．b は R 波形であるから R 電位そのもの（PR 基線の上縁から R 頂点の上縁まで）が QRS 振幅であり，c は QS 波形であるから Q（あるいは S）電位そのもの（PR 基線の下縁から Q あるいは S 谷の下縁まで）が QRS 振幅である．これを，b の場合に PR 基線の下縁から R 頂点の上縁までを QRS 振幅としたり，c の場合に PR 基線の上縁から Q（または S）谷の下縁までを QRS 振幅としてはならない．

6. ST-J 点

　図 6-A に示すように，ST-J 点は下降のときも上昇のときも，PR 基線の上縁から J 点の上縁までを測るもので，測定方法を間違えると，ST 異常分類に大きな誤りを生ずる結果となるから注意すること．

　ところで ST-J 点とは，QRS と ST との接合部（junction）という意味であるが，必ずしも点として認識される明瞭なものではない．臨床医の多くは過去の経験と自己のクセによって，ST-J 点を自己流に判断し，懐疑心を抱かないものであるが，ミネソタコードでの計測は厳密であるだけに，10 倍のルーペで観察すると，QRS と ST との境のどの部分を J 点とするべきか大いに迷うものである．

　このことについてミネソタコードの当初の申し合わせでは，「ST-J とは，QRS 群のおわりを示す点または肩を示す部位で，QRS の急峻な振れが，T 波の最初の部分または先行するより緩やかな傾斜に移行する点である」となっていたが，その後の修正で「すべての QRS がはっきり終わった点」と定義している．そしてまた ST の U 型下降（図 7-d）の例を取り上げ，このように J 点がはっきりしない場合は「QRS の起始部から 0.10〜0.12 秒あとの点」を強制的に J 点とみなして計測すること，さらに「もし傾斜が何度もかわり，J 点の決定が独断的になるおそれがあるときは，最終のものをとり，なおあいまいならコードしないこと」が申し合わされた．

　それにしても J 点の判定が難しいケースは多い．ミネソタコード（1982）の解説書によると[8]，①QRS が鋭い角で終わらなければ ST 部の下縁で線を引き，QRS への移行点を見つけたら，その部位の上縁を J 点とみなす．②ST 部が丸みを画いているときは J 点を測らない．③ST 部の折れ目が 2 カ所あるときは，あとのほうの折れ目を J 点とする．図 6-A の a から c までは J 点の判定が容易で

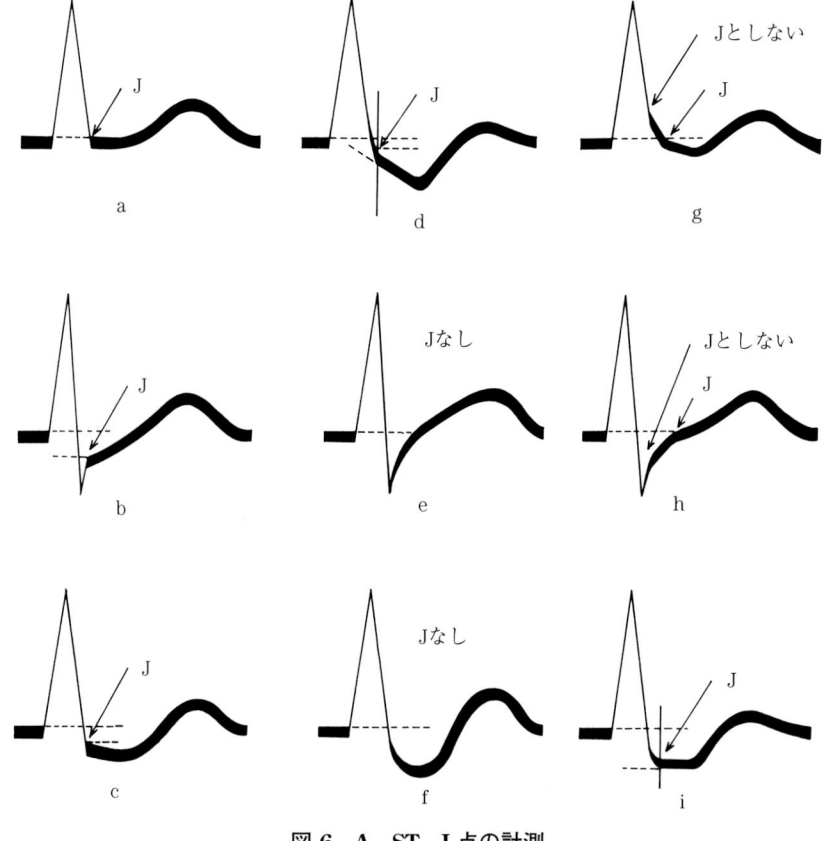

図 6-A　ST-J 点の計測

あるが，d から i までは容易でない．d と i の場合は ST 部が QRS と鋭い角を示していないが，ST 部のはじまりの部分が直線的である．この直線的部分が少なくとも 2mm（つまり 0.08 秒）続いているときは，その下縁に沿って接線を引き，接線と離れる ST 部の上縁を J 点とする．e と f の場合は QRS と接する部分で 2mm に達する明らかな直線部位がないので，J 点は不明と判定する．g と h は QRS おわりの部分に二つの折れ目があり，二つ目の折れ目を J 点とみなす．

7．T 電位

　陽性 T の電位は TP 基線の上縁から T 頂点の上縁まで，陰性 T の電位は TP 基線の下縁から T 谷の下縁までを測る．

　心電図判読に精通してくると，T 波の電位が正常範囲か否かは一見しただけでかなりの精度で判別可能である．

　つまり，陽性の場合は T 上限値（12.0mm）ぎりぎりか，先行する R 波の 1/10 ないし 1/20 ぎりぎりというときにだけ，T 波電位の計測を行えばよい．陰性 T については −1.0mm と −5.0mm のぎりぎりの際に厳重な計測をすればよい．

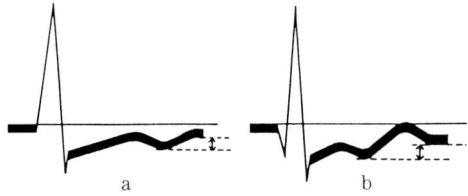

図 6-B　陰性 T の計測

なお，TP 基線と PR 基線がずれているときは，T 波パターンの判定や T 電位の計測に誤りをきたしやすい．T 波は TP 基線を基準として判定することになっているので，**図 6-B** の a は陰性 T であり，b は干型 T と判定するのが正しい．これを誤って PR 基線を基準に用いると陰性 T の判定に大きな狂いを生じてしまう．

Ⅲ ST・T パターン異常の判定

これまでに述べた ST・T の計測法はきわめて明解であるが，幾多の心電図を扱っていると困惑する波形に出合うことが少なくない．これらについて代表的な例を挙げてミネソタコードの計測法を解説する（**図 7**）．

図 7-a は，J 点（QRS がはっきりと終わった点）が PR 基線上かそれよりごくわずか下がったところにある．そして ST 部は下り坂でその最低部は PR 基線より −0.5mm に達した後，陽性 T 波に移行している．この ST 所見は 4—3 に相当する．ところで「T 波コードはすべての虚血型 ST コード（4—1〜3）に伴っているべきである」という申し合わせから，ST 部の水平ないし下り坂下降が示された場合は，T 波の起始部も陰性であるという見方をして，ST 部の最低部は干型 T 波の陰性相の最低部とみなすわけである．つまり，この例では，ST 部

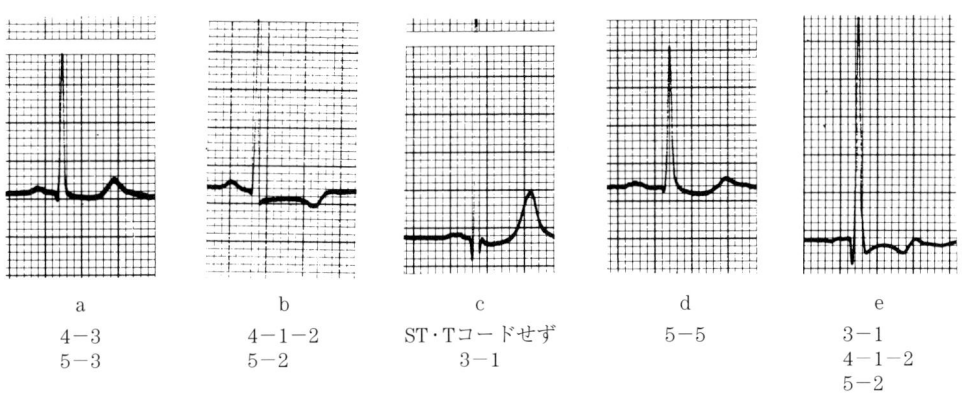

図 7　ST・T パターン異常の判定

が 0.5mm 以下に下がっているが，1.0mm には達していないので T 波コードは 5 ─ 3（T 波がゼロ〔平低〕または陰性，または 2 相性〔干型〕で陰性相が 1.0mm に満たない）に該当する．したがって図 7-a の所見は 4 ─ 3，5 ─ 3 と判定する．

図 7-b は，ST 部が J 点から上り坂を呈するが，PR 基線下のところで陰性 T に移行し，T 谷の下縁は J 点の ST 部下縁より低い．このようなパターンのときは，「上に凸の ST 部は，J 下降度と J から T 最低部へ引いた線の傾斜によりコードする」という申し合わせから，この例の J 点は PR 基線より 1.0mm 以上に下がっており，J 点から T 最低部へ引いた線の傾斜は下り坂であるので，ST コードは 4 ─ 1 ─ 2 である．そして，T 波は陰性で基線下 −0.5mm より深いが −1.0mm には達していないから，T 波コードは 5 ─ 2 である．したがってこの所見は 4 ─ 1 ─ 2，5 ─ 2 と判定する．

図 7-c のパターンは，ST-J 点に近い部分は短時間下り坂を示すが，その後は徐々に上り坂を呈している．「ST は，もしその傾斜のどこかが上向きなら，水平または下向きの傾斜とみなすことはできない」という申し合わせから，このパターンは，ST 部は上り坂と判定する．ところで ST の上り坂下降の場合は，J 点が −1.0mm 以下に下がっていないかぎりコードしないことになっている．この例では U 型 ST 下降ともみられ，このような場合の ST は最低部が −1.0mm 以下に下がっていないかぎりコードしないことと申し合わされている．したがって本例は ST を異常としてチェックできない．また T 波のはじまりが陰性であるが，ST 上り坂下降のときは干型 T とは認めない申し合わせから，この陰性相 T はチェックしないので，結局は ST・T をコードしない結果となる．ただこのものは V_5 誘導であり，$R_{V_5} > 26.0$mm というところから 3 ─ 1 と判定される．

図 7-d は，ST 部の前半は下り坂であるが後半あるいは T の起始部は上り坂を呈する．いわば U 型として扱うパターンである．この場合は J 点はなしと判断する．しかも ST 部の最低部が −1.0mm 以下に達していないので ST はコードできない．もちろん T の起始部が陰性であるが，これは干 T としない．しかし，T の陽性相は R の 1/20 以上であるが，1/10 未満であり，R が 10.0mm 以上あるので，この全体としての判定は 5 ─ 5 ということになる．

図 7-e は b に似て"上向き凸"の ST である．前に述べたように J 点の下縁と T 最低部の下縁を結んでみると，その線の傾斜は PR 基線に平行である．つまり，J 点下降が 1.0mm 以上であり，J-T 傾斜が水平ということであるから ST コードは 4 ─ 1 ─ 2 となり，「T 波コードはすべての虚血型 ST コードに伴っているべきである」ところから，T をコードする必要が出てくる．そして T 起始部の陰性相は −1.0mm 以上であるが −5.0mm には達していないので，この T コードは 5 ─ 2 という結果になる．つまりこのパターンは 4 ─ 1 ─ 2，5 ─ 2 と判定する．なおこの例は V_5 誘導であるので，$R_{V_5} > 26.0$mm の所見は 3 ─ 1 とコード

される．

Ⅳ ミネソタコードのための適用細則

　以上で理解されたように，心電図波形の計測には，各波形の時間幅と電位にかかわるデジタル的要素と，パターン認識にかかわるアナログ的要素とがある．

　とくにミネソタコードは，心電図波形を厳密な客観的立場に立って分類したものであるから，自己流の計測は許されない．たとえば，同じ誘導に記録された数心拍の波形を詳細に見つめると，互いに多少なりとも違った所見が発見されるものである．これは呼吸による電極と心臓との幾何学的ずれのためであったり，基線動揺のためであったり，機械的あるいは技術的な結果でもあろうが，このためにミネソタコード基準ぎりぎりの所見の場合，ある波形は基準を満たしているのに，その隣の波形は基準に満たないという事態が起こる．また，Qr波形のrを無視するとQSと判定され，Qrとみなすと深い幅広いQと判定される羽目になる．

　このために，ミネソタコードを客観的に適用するには細則を設ける必要が出てくる．このルールを正確に守らないと，客観性をもって任ずる本コード分類の価値は意義を失う結果となる．

　以下にミネソタコード適用のための詳細な申し合わせ事項について述べる．

1．一般的事項

　ミネソタコードのうち，Q・QS型，高振幅R波，ST，T波の項については，重大な変化から軽度の変化まで順に並べてある．ところで同一人の心電図でも，12誘導のうち，ある誘導では軽い変化のコードに該当し，別の誘導ではそれより重い変化のコードに当てはまる事態が起こる．このような場合は，もっとも重い変化のコードだけ取り上げることが申し合わされている．

　たとえば，3—3，3—1があれば3—3を捨てて3—1とし，1—1—2と1—2—4があれば1—1—2と判定し，4—2と4—1があれば4—1とコードするものである．ところが，この申し合わせに従うと，1982年改訂までのミネソタコードでは31頁で述べるような不都合な事態が発生するので，Q・QS, ST, Tの項については，前側方，後（下）方，前方の3群に大別してそれぞれのコード分けができるように改訂された．つまり，前方（$V_1 \sim V_5$）に1—1—2所見がみられると同時に後（下）方（Ⅱ，Ⅲ，aVF）で1—1—4所見がみられるときは，1—1—2とせず，それぞれのコードを取り上げる方式に改訂されたわけである．ただし同じ群のなかで二つ以上のQ・QS, ST, Tコードがみられるときは，重いほうのコードを取り上げることになっている．

　QRS, ST, Tなどの電位やパターンが同一誘導中でそれぞれ違っている場合は，

多数決の法則を適用する．つまり，適正に記録されている波形の過半数（記録された波形の50％以上）が基準を満たしていれば，その基準をコードする．ところが多数決の法則の例外が三つある．その1つは1－1－6（QS型で右隣の誘導にR波があるとき）で，V_2〜V_5では大多数の波形（記録された波形の50％以上）がQSであったとき，右隣の誘導ではたった一つでもRと認める波形があれば1－1－6とコードする．第2は1－2－8で，すべての波形がR≦2.0mmで右隣の誘導のすべての波形がR＞2.0mmであることが条件である．第3は6－5で，すべての波形がPR＜0.12秒である必要がある．ところでミネソタコード（1982）の解説書によると[8]，Q・QSの判定に，V_1は多数決の法則に従い大多数の波形にRがなければQ・QSとみなすが，V_1以外の誘導では，たった1波形にでもRとみなす所見があればQ・QSとしないことが申し合わされている．

なお基準ぎりぎりの疑わしい所見は，軽い段階のコードとして取り上げるべきである．

2．Q・QS

a）小さい不明瞭なQ波やR波は判定があいまいになるので，1.0mm未満のQ波はQと認めない（7－7，7－8は例外）．ただし主として負のQRSにみられる1.0mm未満の小さい初期Rについては，もし0.25mm以上で鋭い振れであればR波とみなす（**図8-a**）．しかし鋭い振れでなく，PR基線が持ち上がった程度のもの（R≧0.25mmであってもR頂点に達するのに0.02秒以上かかっている）はR波とみなさず，QS型と判定する（**図8-b**）．

b）主として負のQRSにみられる1.0mm未満の小さい終末Rは，R波とせず，QSと判定する．つまり深い大きいQ波を伴ったQr型とはみない．

さらに厳密にいえば，終末Rが1.0mm以上でR頂点から0.04秒以内に0.25mm以上低下する場合に限り終末Rとみなすわけである．

以上の申し合わせから，**図9-A**のA欄とB欄に並べた波形は，aからeまで酷似しているが，厳密にミネソタ方式で分類を試みると，それぞれが異なったパターンとして判定される．Aaは初期Rが0.25mm未満であるのでQSと表現さ

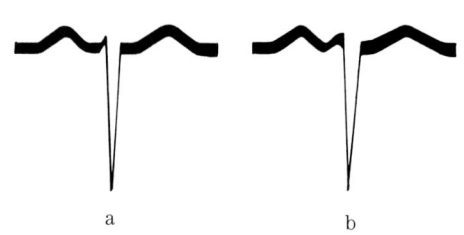

図8　小さなR波の判定

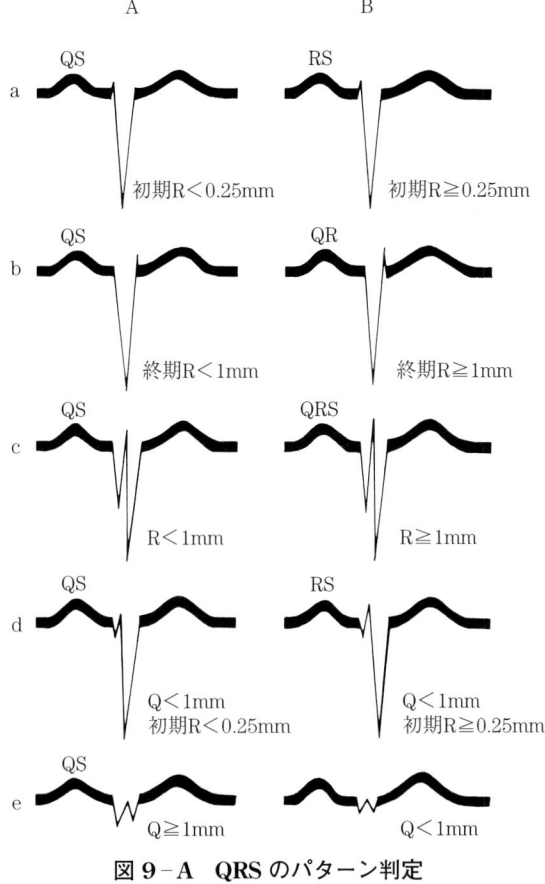

図 9-A　QRS のパターン判定

れるが，Ba は初期 R が 0.25mm 以上であるので RS と表現される．Ab は終期 R が 1mm 未満であるため QS となるが，Bb は終期 R が 1mm 以上あるから QR と表現する．Ac，Bc は初期 R がなく Q で始まるが，Ac の R は 1mm 未満であるので QS と表現し，Bc は R が 1mm 以上あるので QRS とする．Ad と Bd は Q で始まるが，Q はいずれも 1mm 未満であるので，このものは Q と判断しない．これを Q としないなら，次の陽性波は初期 R とみなされるが，Ad の初期 R は 0.25mm 未満であるので R とせず QS と表現する．これに対して Bd の初期 R は 0.25mm 以上あるので RS と表現される．Ae は Q が 1mm 以上あるので QS であるが，Be の Q は 1mm 未満であり，R と認める波形も S と認める波形もないので，この QRS パターンは何とも表現のしようがない．

　c) 1—2—8 の意味は，V_2 と V_3 の間，V_3 と V_4 の間など，前胸部で R 振幅が減少し，減少した R は 2.0mm 以下であるということで，これは V_1 と V_2 の間だけで R 振幅が減ったものは取り上げない．

　d) 1—1—4，1—2—4，1—3—4 のコードは aVF で 1.0mm 以上の Q 波を示すことが必要である．

e) 6—4があればQをコードしない．また7—1があれば1—2—3, 1—2—7, 1—2—8, 1—3—2, 1—3—6をコードしない．それ以外のQコードがあれば7—1があってもこれは7—4に格下げする．7—1以外の心室内伝導障害（7—2から7—8まで）はQコードを削除しない．

3. QRS軸偏位

a) QRS軸偏位を求めるには記録された心電図の右端の完全なPQRSTの一つ手前の波形を測る．期外収縮が混入しているときは，その左側の正規波形の一つ手前の波形で測る．もし2波形しか記録されていないときは，右端の完全な波形で測る．

b) 低電位差やQRSが幅広いときは軸偏位をチェックしない．

4. 高振幅R波

QRSが幅広いときは高振幅R波をチェックしない．

5. ST接合部とST部

a) ST-J点とST部測定の基線とは，PR基線のQRS起始部である．

b) ST-J点とは，すべてのQRSがはっきりと終わった点と定義する．

c) もし傾斜が何度も変わり，J点の決定が独断的になるおそれがあるときは，最後のものをとり，なおあいまいならコードしないこと．

d) もし基線が上下に動揺していれば，無理にST計測をせず，技術的に不適当とコードするのがよい．基線が順次下がっている場合や，順次上がっている場合は，ST下降の実測値から基線の偏位による電位を差し引いて修正値を求める試みがなされているが，もし基線が3波形にわたり安定ならば，これを優先し，不完全な波形は無視すること．

e) もし明瞭なST部とTの境界がなければ，Tの頂点または谷までをST部とみなす．

f) STは，もしその傾斜のどこかが上向きなら，水平または下向きの傾斜とみなすことはできない．

g) 上に凹のSTは，最低部がPR基線から-1.0mmに達しなければコードしない．-1.0mmに達していれば4—4とコードする．

h) "上向きに凸"のST部は，J下降点とJからT最低部へ引いた線の傾斜によりコードする．たとえば図9-Bのaは下り坂ST下降であり，bは上り坂ST下降と判定する．

i) T波コードは，すべての虚血型STコード（4—1から4—3）に伴っているべきである．

j) QRS幅が広いときは，とくに得るところがないのでSTはチェックしない．

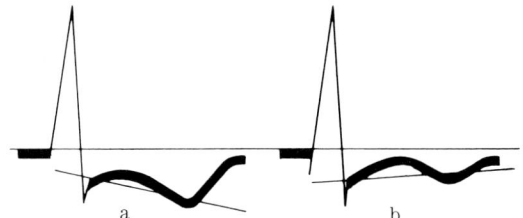

図9-B　上向きに凸のST部下降の判定

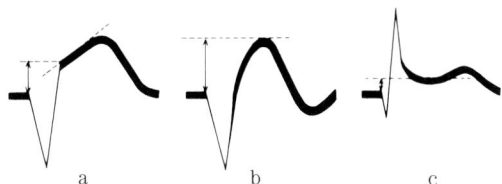

図9-C　ST部上昇の判定

k）ST上昇の測定は，J点がはっきりしていればQRSの始まる点でPR基線の上縁からJ点までとする（**図9-C-a**）．J点がはっきりしないときはST部の上縁までを測る（**図9-C-b, c**）．

6．陰性T波

a）"2相性T"とは，基線の両側に一つずつ二つの明瞭な屈曲点をもつ振れである．

b）T波は，もしはっきり平低または陰性といえぬなら，平低でない，または陽性と考える．

c）干型2相性Tの陽性相はコードでは無視される．

d）干型2相性Tの陰性相は−1.0mmまたはそれ以上のときだけコードされる．

e）はっきりしたST・Tの境がなければST・Tの全長の最低点で陰性Tの振幅を測定する．

f）QRS幅が広い場合は，多くの場合得るところがないのでTはチェックしない．この場合のST下降とT波陰性は，二次的変化でなく一次的異常であることもあるが，一次的異常のコード基準として満足できるものはない．したがって心室ブロックがあるときのT波所見に対しては，自己の基準を作ってもよい．

7．房室伝導障害

a）PQ時間は肢誘導のうちもっとも長いPQ間隔を測ること．

b）PQ 時間の限界値は心拍数に影響を受けるので，PQ 延長所見があるときは心拍数も記録すること．

c）間欠性房室変形伝導とは PR＞0.12 秒で QRS＞0.12 秒の波形が全記録中の 50％以下に現れた場合をいい，もし過半数以上の波形がそうなら 7—4 とコードする．

8．心室内伝導障害

a）もし QRS のおわりがはっきりしなければ，QRS 時間をコードするとき，もっとも短い値をとる．

b）肢誘導のなかでもっとも長い QRS 時間を測る．

c）R 頂点時間は，QRS の起始部から R 波の最後の頂き（一つ以上あるとき）までとする．

d）7—1—2，7—2—2 の間欠性とは，正常波形が記録された全波形の過半数以上（≧50％）にみられる場合である．

9．不整脈

a）心拍数は，Ⅰと V_6 誘導，または最初と最後に記録された RR 時間を平均して定める．

b）8—7（洞性頻脈）や 8—8（洞性徐脈）については，Ⅰ誘導で少なくとも三つの RR 間隔を測る．もしⅠ誘導に三つの RR 間隔がなければ，Ⅰ誘導と V_6 誘導の RR 間隔から平均して判定する．つまりⅠ誘導に二つの RR 間隔（QRS 波形が三つ）しかないときは，V_6 誘導の一つの RR 間隔を加えて平均する．Ⅰ誘導に一つの RR 間隔（QRS 波形が二つ）しかないときは，V_6 誘導の二つの RR 間隔を加えて平均する．もしⅠ誘導で心拍数が 48〜52，あるいは 96〜104 だったら，V_6 誘導の所見を加えて平均的に心拍数を計算する．たとえばⅠ誘導で 3RR が 45mm（心拍 100/分）なら，V_6 誘導の 3RR を測り，これが 48mm（心拍 93/分）なら，45＋48＝93，93/2＝46.5mm（心拍 96/分）となる．

c）期外収縮の数については，1 分間の心電図記録を行って決めるのが原則である．もし 3 素子心電計で 10 秒ずつ記録したときは，12 誘導すべてを記録するのに 40 秒かかっているから，その間にとらえた期外収縮が記録波形の何％にあたるのかは，〔（期外収縮の数）×60/（心拍数）×40〕×100％で計算できる．もし 1 素子心電計で 1 誘導当り 5 秒の記録とすると，全誘導は計 1 分となるので，この間にとらえた期外収縮の数を心拍数との関連で求めればよい．

10．雑　項

a）9—4—1 とは V_1，V_2，V_3 のどの誘導であっても，記録された波形のすべてが R≧S であること．

b）9―4―2とはV_4, V_5, V_6のどの誘導であっても，記録された波形のうちどれか一つでも$R \leqq S$であればチェックする．

　c）9―8―1とは，たとえばR頂点が不明で3―1かどうか不明の場合であり，9―8―2とは，たとえば左右コードをつけ違えた場合である．

V ミネソタコードの日本での改訂

　ミネソタコードの原案を日本循環器管理研究協議会（以下，日循協）の心電図小委員会で改訂しているが，これはP波幅とT電位について追加したものである．本邦で広く使われるミネソタコード分類は日循協改訂のものである．

　なお，かつて3―3を二分し，3―3―1（$Rv_6 + Sv_1 > 3.5mV$）と3―3―2（$Rv_5 + Sv_1 > 3.5mV$または$1.5mV < R_1 \leqq 2.0mV$）としていたが，その後にはミネソタコード原案にもどった[9]．追加した5―5とは，I，II，aVL，$V_3 \sim V_6$のいずれかで，陽性TとRとの比が1/10未満で，1/20またはそれ以上のものである．また9―3―2を追加しているが，これはI，IIのいずれかで，$P \geqq 0.12$秒（通常，V_1のPは2相性で，陽性相は陰性相より小）という基準である．したがって原案の9―3は9―3―1とコードする．

　なお1983年2月に，国民の老後における健康の保持と適切な医療の確保を図ることを目的として老人保健法（以下，老健法）が施行された．このときに保健事業用として安静時心電図判定基準を定めているが，ここで3―1としているのは，V_5またはV_6の$R > 3.0mV$と，$Sv_1 + Rv_5$または$Rv_6 > 4.0mV$であり，ミネソタコード原案と異なった基準が用いられた[10]．

　一方，第5次循環器疾患基礎調査で新たに採用されたコードが9項目あるが，これについては文献[7]を参照されたい．

 ミネソタコード基準の弱点

　ミネソタコードは疫学調査を目的とした心電図の波形分類にすぎない．したがって心電図波形が高度に定量化されて分類されている価値はあっても，これを臨床の場で使おうとするといくつもの問題点が出てくる．たとえば，臨床的には重要で，臨床医としては関心をそそられる「複雑な不整脈」のコード化は雑然としており，その診断基準は必ずしも的確なものではない．

　さらに，臨床的には重要な陰性U波，QT延長，左脚後枝ブロックなどが取り上げられていない．また集団検診でたまに出合う鏡像型右胸心もコードにない．でもこれらの点については発案者のBlackburn自身が言っているように，原案にあきたらないときは，しかるべきコードを独自に作成して追加すればよい．

　それにしてもミネソタコードの原案では，満足できない点が少なからずある．

I 異常Qの臨床的意義

　ミネソタコードのもっとも特徴的な点は，異常Q波をきわめて定量的に分類したことである．それだけに，本コードが日本に紹介された当時，臨床医の多くが心筋梗塞診断への有用性を期待したものである．事実，心筋梗塞の大多数が1—1—1としてチェックされるのはもちろん，陳旧性でST・Tの異常は改善しQ波だけが残った例については心筋梗塞によるQ波と臨床医が診断できない例であっても，ミネソタコードにより異常Qとしてチェックされる．つまり心筋梗塞の診断率はきわめて高率にみえるが，一方で健康者を対象とした集団検診では異常Qを示す症例の大多数が心筋梗塞でない．

　異常Qの重みづけでは1—1の項（さらに1〜7に分類されている）の信頼性は高いであろうと期待されがちであるが，実のところ，1—1—1はかなり確実性のある心筋梗塞と理解してよいが，1—1—2となると多数の偽陽性者が混入し，1—1—3はまったく当てにならぬ項目である．実際に心筋梗塞の心電図診断は，Q波のデジタル的計測よりも，ST・Tを含めたアナログ的分析のほうが

優れている．この点に関しては，1—1項を「心筋梗塞ほぼ確実」，1—2項を「心筋梗塞」，1—3項を「心筋梗塞を否定しえず」という解釈が一部でなされているのは，はなはだしい誤解である．

なおミネソタコードの申し合わせによって，軽いコードは重いコードが同時にあると取り上げられない仕組みになっているのは，不都合な場合もあった．たとえばⅢとaVFに1—2—4に相当するQ波があっても，同時にV$_5$で1—2—2にランクされるQ波があれば，この例は1—2—2とコードされるが，実は下壁梗塞であってV$_5$のQ波は梗塞によるものでないという皮肉な場合もありうる．

ただし，この点について，1982年の改訂でこのような過ちをおかさぬ工夫がなされている．

Ⅱ 心室肥大の電位基準

心室肥大を判定する電位基準は日本人には甘すぎる．これはミネソタコードに限った問題ではなくて，臨床用成書の記載も日本人向けではない．というのは，心臓の起電力は胸壁に置いた電極に到着するまでに，かなりの電位が減衰するものであるが，体格が欧米人に劣り，胸壁の脂肪沈着が少ない日本人にあっては，欧米人を対象として作られた心室肥大の電位基準が通用しないからである．

これについてはミネソタコードの細則で，「この基準は成人に応用され，もともと男性にみられた分布に基づいたものである」と断わってある．要するに日本人については，3—1は偽陽性が多く，3—3については大多数が偽陽性だということを認識してかかる必要がある．

なお，右室肥大についてのミネソタコードの診断基準はきわめて大ざっぱであり，これでは肺性心の右室肥大は診断不能である．

Ⅲ aVFでQRSが上向きでないときは陰性Tをチェックしない

aVFが心臓の位置関係で下向きのQRSを示すときは，同時にTも陰性になってしかるべきであるが，rSでなくQrというパターンのときはQRSが下向きでも，下壁梗塞に関連した病的陰性Tの可能性が大で，ことに冠性Tパターンを示すときは異常T波とチェックするべきである．ミネソタコードではこの配慮がはらわれていない．

Ⅳ QRS幅が広いときは高振幅R波項を取り上げない

この申し合わせは，心室内伝導障害があるときは，心室肥大がなくてもR電

位が増高することによる．しかし心電図学の理論によれば，左脚ブロックのときの心室終末ベクトルは左に向くため，反対方向へ向かう右室興奮ベクトルの相殺効果を受けず，左室肥大がなくても左胸壁誘導のR電位は増高する．したがって，左脚ブロックの際の左室肥大診断は困難であるにせよ，右脚ブロックの場合はV_5，V_6のR波増高は左室肥大の反映であると推測できる[11]．

これに対して右室肥大は，V_1のR′電位が完全右脚ブロックのときは15.0mm以上，不完全右脚ブロックのときは10.0mm以上であるとき，その存在を推測してよいともいわれている．したがって，QRS幅が広いからといって一律に心室肥大の判定をあきらめてしまう必要はない．むしろ臨床医にとって，この申し合わせは抵抗を感ずるかもしれない．

Ⅴ ST下降が虚血型（4−1〜3）のときは同時にT波コードを要する

この申し合わせは，ST部が基線より下降している場合，T波の起始部を強制的に陰性と判読させるものである．ところがT波コードの細則によると，干型のTは陰性相の電位にのみ注目し，陽性Tの存在を無視するため，陰性T波と同格に扱う羽目になっている．

たとえば**図10**に示す三つの心電図波形は，いずれも4−2，5−2とコードされるものであるが，それぞれのT波パターンはまったく異なっている．図10−cはいわゆるストレイン型と呼ばれるST・T異常で，この場合のST下降は深い陰性Tにひきずられて生じたともみるべきであり，心筋虚血というよりむしろ心室肥大のときにしばしばみられる所見である．これに対して図10−aとbは，T波の起始部が基線下にあるものの，これはST部下降によるものであり，どちらかというとaは陽性T，bは平低Tであり，どちらも心筋虚血に特徴的な所見である．

この相異なった臨床的意義をもつ二つのパターンを同一コードでまとめてしまう現時点の診断基準は，ミネソタコードのもっとも重大な弱点といえよう．

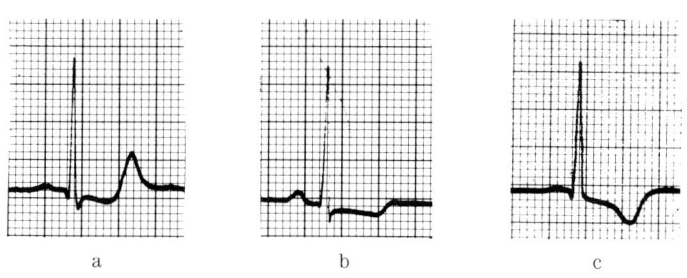

図10　4−2，5−2のパターン

Ⅵ T波異常が同程度ならどこの誘導であっても同一ランクにコードされる

　T波異常については－5.0mm以上の陰性Tをもっとも重いコードとし，T波電位の異常度に応じてランクづけがなされている．ところが実際には軽いコードの異常Tでも，それが現れる誘導のいかんによっては，重要な臨床的意義をもつ場合がある．

　たとえば**図11-a**は56歳，健康女性の心電図で，V_2の陰性Tは5－2とコードされる．しかしこのような右胸壁誘導にみられる陰性T波は，女性にしばしば起こる正常所見でもある．

　これに対して**図11-b**は63歳，狭心症男性の心電図で，病状が軽快してきた時点の記録である．このV_4のTは±型で，陰性相は－1.0mmまたはそれ以上ということで5－2とコードされる．

　つまりミネソタコードでは前方（V_2，V_3，V_4，V_5のいずれか）について同じ5

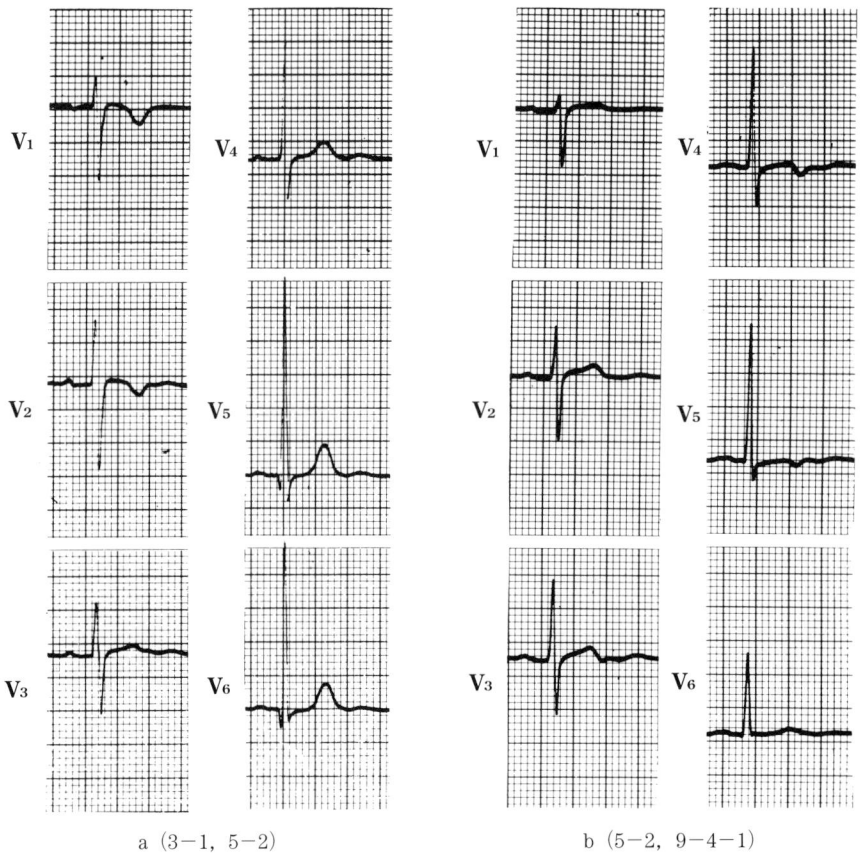

a (3-1, 5-2)　　　　　　　　b (5-2, 9-4-1)

図11　5－2コードの意義

―2のコードでありながら，前者は正常所見であり，後者は心筋虚血の反映かもしれない．要するに同じ程度の異常Tであっても，これが右胸壁誘導に現れるか，左胸壁誘導に現れるか，その中間のV₃，V₄という誘導に現れるかによって，それぞれのもつ意義は異なるものである．

Ⅶ QRSが幅広いときはSTならびにTの所見を取り上げない

　QRSが幅広いときはST・Tに二次的変化を伴うのは当然のことで，この際のST・T異常所見に病的意義づけをするわけにはいかない．しかしQRS幅が広いために生じたST・T変化は，QRSの面積が基線上で大であるときにST下降・T陰性という傾向で現れ，QRSの面積が基線下で大であるときにST上昇・T陽性という傾向で現れるものである．たとえば完全右脚ブロックの左胸壁誘導にみる二次的ST・T変化は，ST上昇・T陽性のパターンが典型的であるが，これがもしST下降やT陰性というパターンを示した場合は，QRS幅が広いための二次的ST・T変化に一次的ST・T変化――つまり心筋自体の病的変化――が加わっているのではないかと疑うことができる（**図12**）．

　この点については，ミネソタコードの細則で，原案の申し合わせが気に入らぬなら独自の基準を作ってST・Tをコード化してもよいと述べてある．

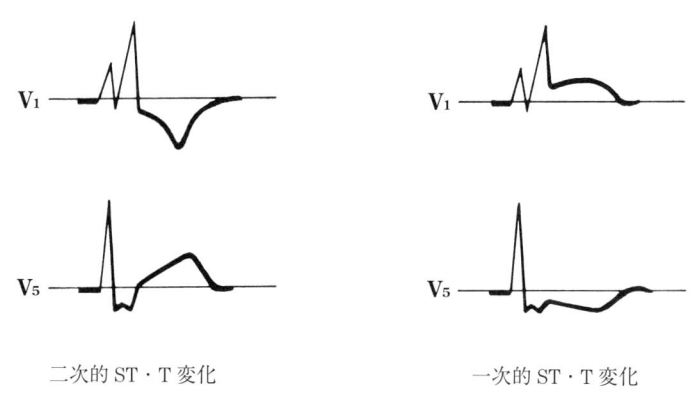

二次的ST・T変化　　　　　　　一次的ST・T変化

図12　ST・Tの一次的変化と二次的変化

Ⅷ 不整脈の分類が煩雑である

　従来のミネソタコードにおける不整脈の扱いはきわめて安易で，複雑な不整脈への対応がなされておらず，主として臨床医の側に不満が多かった．1～2の例を挙げると，たとえば従来はWenckebach周期を示すものもMobitz型のものも一括して第2度房室ブロック（6―2）として扱っていたが，これらは臨床的意

義がまったく異なっており，本来は同格に扱うわけにはいかない．集団検診とくに若年層の検診でひっかかってくる PR 延長（6—3）や Wenckebach 周期を示す第 2 度房室ブロックの大多数は，迷走神経緊張の亢進によるもので予後は悪くないものである．たとえばプロのバスケットボール選手は 33 ％が PR 延長を，2.3 ％が I 型の第 2 度房室ブロックを呈している[12]．ただ高齢者の場合は例外で，これらの所見が右冠状動脈の血流障害による可能性がある点に留意する必要がある．

これに対して Mobitz II 型の第 2 度房室ブロックは，His 束または 3 束系の障害であることが多いだけに，その臨床的意義は重大なものである．これについては 1982 年改訂で前者を 6—2—3，後者を 6—2—1 と分け，両者が同一視される誤りは避けられた．

また，かつては，頻発する期外収縮は上室性も心室性も 8—1 コードで一括して扱っていた．しかし前者はさらに進展して上室性頻拍や心房細動に移行したとしても，後者の進展した心室頻拍に比べれば予後は悪くないという臨床的見地から，1982 年の改訂では Coronary Drug Project で使っていたように[13]，上室性を 8—1—1，心室性を 8—1—2 とし，さらに両者の合併するものを 8—1—3 と改められた．

ところで同じ心室性期外収縮でも，左室起源性で多源性の場合や連続して発生する際は心室頻拍へ移行する可能性があるし，右室起源性で胸壁誘導所見が fat R wave であるものは無害性であることが多いこと[14]から，臨床医にとって，これらすべてを 8—1—2 とまとめている点にはなお不満が残ろう．

このように 1982 年の改訂では不整脈の項が大幅に手直しされたが，従来のコード番号と改訂後のコード番号が大きく狂わないように配慮されたことが，本来は異質の不整脈を同一の大分類番号へ押し込む羽目となり，かえって煩雑化してしまった．

集団検診の場では重篤な不整脈に出合うことはまずないので，むしろ従来のコードをそのまま生かし，コード基準にない不整脈は一括して 8—9（その他の不整脈）としたほうが実用的である．また複雑な不整脈を適正に対処しようとするなら，コード番号を全面的に改訂したほうがよい．

IX 低電位の判定

低電位の判定については，標準肢誘導だけが基準を満たしているだけでも 9—1 とコードしている．しかし肢誘導だけの低電位所見は，心軸が前額面に垂直に近づいただけでも生ずるもので，胸壁誘導も含めて全誘導ともに低電位を示す場合の意義とはまったく異なるものである．

この点に関して，老健法の心電図判定基準における 9—1 は全胸部誘導（V_1

〜 V_6）の低電位（$R + S < 10.0$ mm）と適切な基準を作成している[10]．

X ST 上昇

　ST 上昇には上に凸（ドーム型）と上に凹（非特異的）の二つのタイプがある．この相違するパターンを一括して扱うと，心筋梗塞のごく初期と無害性の若年型パターンとの区別がつかなくなる．実際上は健康診断や集団検診で急性心筋梗塞を扱うことはほとんどないが，コードランクが低い Q・QS 項の臨床的意味づけには，ドーム型 ST 上昇の意義はきわめて重要である．

　なお，非特異的 ST 上昇は V_1 〜 V_3 あたりで頻繁にみられ，そしてこれをチェックしても実際上のメリットはまずない．

　その一方で 10 年ほど前から，V_1 〜 V_2 で rSR′ パターンを呈する右脚ブロックと酷似した波形が Brugada 症候群として注目されている．実は R′ に似た波形は上昇した J 点から続く上昇した ST 部で，ミネソタコードでは単純に 9—2 とコードされるが，このパターンは臨床的に重要視されている．これについては後に述べる．

XI 弱点についての対策

　以上述べたミネソタコードの弱点を是正するためには，しかるべき判定基準を独自に作ってコードの追加を行えばよいはずである．では，どのようなコードにしたらよいのかというと，現在のところ誰もが納得する普遍的なものはない．それはミネソタコードの使用目的のいかんによっても，使用する側の医師の経験や関心によっても違ってくるからである．

　ところで，ミネソタコードの真髄は，心電図波形の定量化にあるが，定量化しにくい不整脈の解析はアナログ的認識法にまかせてある．それならば WPW 症候群（正しくは PR 短縮 QRS 延長波形）もアナログ的に解析したほうが簡便で正確であろう．というのは，いちいち PR 時間や QRS 幅の測定を行わずとも δ 波の確認と全体のパターンから診断は下せるからである．ことに原案でうたっている「QRS 幅 0.12 秒以上」という基準は実際に不適当な症例がある．まれではあるが PR 時間が 0.12 秒以上に達する実例もある．

　著者らはミネソタコードを集団検診の目的で使っているが，心電図波形は問診・血圧値をはじめ性・年齢を考慮して，あくまでも臨床的な判読を行っている．つまり，心電図分類をミネソタコードに基づいて処理するが，Q・QS 項，ST 項，T 項，不整脈，9—1 については，臨床的考慮を加えて再処理するとともに，ミネソタコードにとらわれず臨床的に判断される「心筋虚血」「心筋梗塞（壊死）」「左室肥大ストレイン」の 3 項目を備考にチェックしている（表 4，65 頁）．も

ちろん，図10に示したような同じ4—2，5—2パターンを機械的に分別して新たなコード作りをすることは可能であるが，計測の手間とコードの複雑化を避けるためには，アナログ的処理のほうが簡便である．

4 ミネソタ基準を正確にコード化するための演習

　心電図の波形をミネソタコードの基準にそって正確に分類するには，すでに述べた波形計測上のルールと，ミネソタコードのための適用細則を守ればよい．しかし実際には，多数例の心電図をミネソタコード分類する経験を積まないかぎり容易なことではない．その理由の一つは，波形分類上のルールに精通していないため，きわどい波形に出合った場合の処理が的確にいかないことによる．ここではいくつかの実例について，いかにコード化するべきかという点に悩み，判読上の困難な壁を一つ一つ乗り越えて，正確な技術を身につけるのが目的である．

　ところでミネソタコードでは，P，Q，R，ST，Tについては電位が，PQ，Q，QRSについては時間や幅がチェックの対象となっている．このためには，記録紙の方眼を徹底的に活用するとよい．つまり1mV＝1.0cmの感度で心電図を記録した場合は，方眼タテ1コマは0.1mV，ヨコ1コマは0.04秒に相当する．この方眼は5コマごとに太目盛となっている．つまり太目盛で囲まれた範囲は，タテ0.5mV，ヨコ0.2秒となっている．この点を活用して，たとえば左R高電位は太目盛を，こまかいQやST-Jの電位は細目盛で囲まれた方眼を計測に役立てる．

　ただし移行帯のずれ判定に必要なR電位とS電位の比較が一目でわからないとき，著者はコンパスを利用している．

　ところが心電図波形の判読に目が肥えてくると，いちいち方眼目盛に頼らずとも，一見しただけで電位や幅が正常か否かの判断は大多数の例で瞬時に可能となるものである．

　要は，まず大ざっぱに心電図を眺めて，もし疑わしい所見があるときだけ，精密な計測をすればよい．

I 症例 1

　図 13 は V_4, V_5, V_6 だけの心電図である．ST 下降のほかには，Q もなく，R 電位も高すぎず，T 電位も十分あるので，R 電位や T 電位の値をいちいち計測する必要はない．ただここで問題となるのは，ST 下降をいかにコードするかという点である．

　まず，この ST パターンは上り坂であることが容易に判断できる．ということは，ST-J 点下降が 1.0mm 以上ないと，もっとも軽い ST コード（4-4）にチェックされず，この ST 下降は見逃してよいという結果になるわけである．

　ここから先は 10 倍ルーペの助けをかりていくしかない．一見してわかるように ST-J 点近辺がもっとも下がっているのは V_6 でなく，V_4 と V_5 である．ST-J 点の定義によれば「ST-J 点とは，すべての QRS がはっきりと終わった点」と定義されている．そのことを前提に V_4 を見ると，QRS の終末部と ST の起始部は不明瞭で，一様に丸味を呈し，ST-J 点を決めようがない．ところが V_5 では ST に直線的な部分があるので，図 6-A の d や i の場合に J 点を決めた方式に従い，ST 直線部の下縁に沿って接線を引き接線と離れる ST 部の上縁を J 点とする．そうしてみると，V_5 の ST-J 点は PR 基線下-1.0mm 未満の下降であるので，本例の ST 下降はミネソタコードでチェックされない結果となる．

　ところがミネソタコードの波形計測上のルールや適用細則を守らず，自己流でST-J 点を決めてしまうと，V_4 や V_5 の ST 所見は「ST-J 下降≧1.0mm で ST 部は上り坂」と判読されてしまう．

　同一心電図でありながら，ミネソタコードに習熟している者と不馴れな者とで食い違った判定結果が生ずることはしばしばある．実際にミネソタコードが本邦へ紹介された当初，心電図判読に精通した臨床医の解答は多くが間違いであり，むしろ検査技師のほうが正確にコード化したものである．

〔症例 1〕

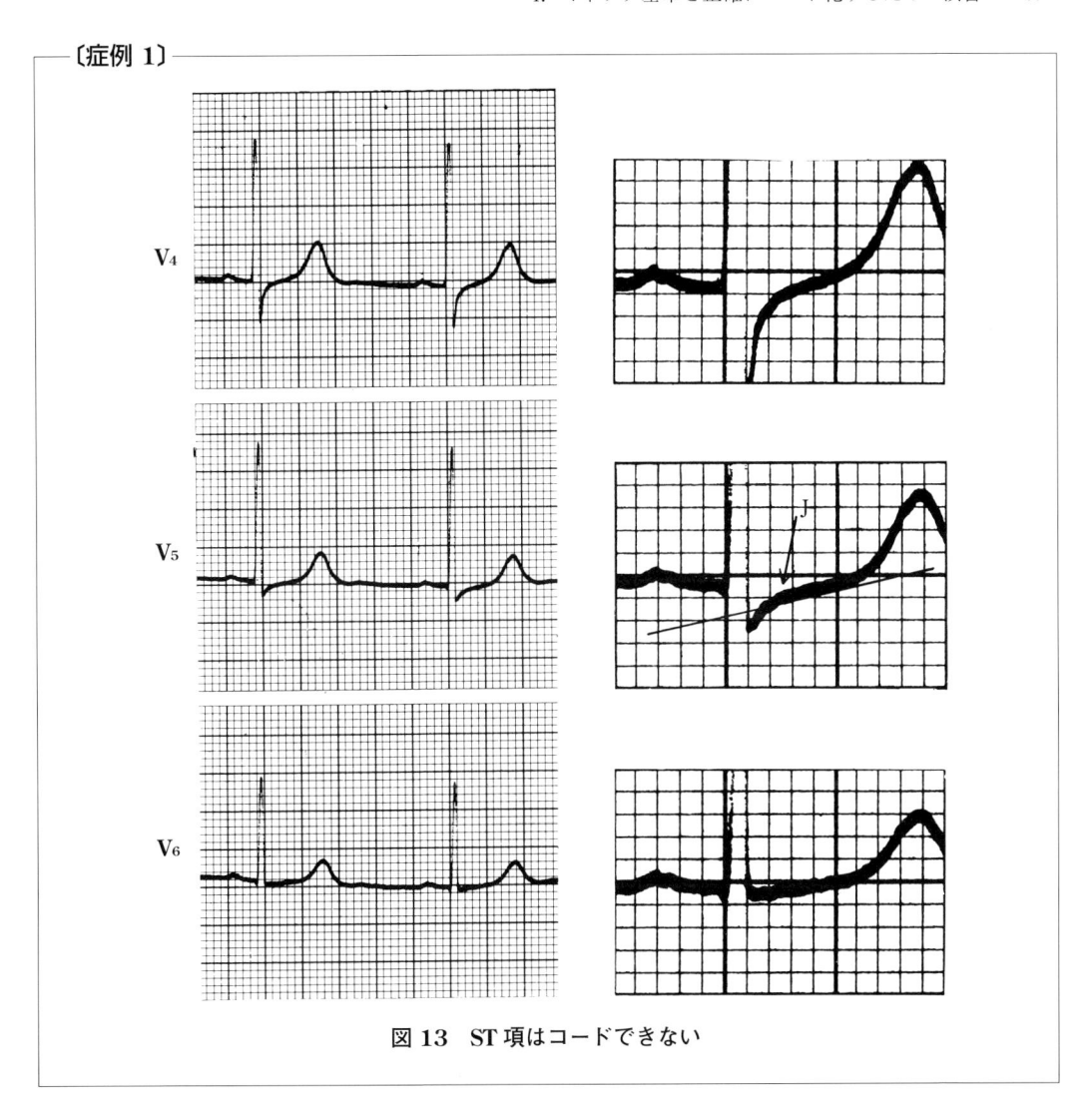

V₄

V₅

V₆

図 13 ST 項はコードできない

II 症例 2

　図 14 は $V_1 \sim V_6$ の波形である．これを一見してすぐ気がつく異常は，① V_5, V_6 で ST が下降し，$V_4 \sim V_5$ で T 波電位が低く，ことに V_6 では T が陰性を示すこと，② V_3 で R が S より大きいこと，③ V_5 の R は 26.0 mm に満たないが，V_1 の S と V_5 の R を加えると 35.0 mm を超えるという三点である．そういった大ざっぱな異常所見について，次の段階は詳細な計測を行うわけであるが，一番単純な項目からかたづけるとして，V_3 で R が S より大である所見は 9—4—1 である．一般に V_3 の R と S が似たりよったりの電位であるときは，コンパスを使って R と S のどちらの電位が大であるかを計測する必要が生ずる．この例では一見して明瞭に R＞S であるから，わざわざ V_3 の R と S の電位を計測しないでも 9—4—1 の判定は容易である．

　次は V_5 の R 電位であるが，当初の見込みどおり，太目盛の 5 コマ（25mm）に達していないが，V_1 の S の電位は太目盛の 3 コマ（15mm）を超えており，$R_{V_5} + S_{V_1} > 35.0$ mm 基準に達するので 3—3 とコードできる．

　問題は ST・T の判定である．まず T 波については，$V_4 \sim V_6$ のうちもっとも重い所見は V_6 の明らかな陰性 T であり，PR 基線を基準とすると -1.0 mm 以上に深いが，T 電位の計測は TP 基線を基準とするべきで，これによると -1.0 mm ぎりぎりかそれ未満である．これは「基準がぎりぎりの疑わしい所見は軽い段階のコードとして取り上げる」申し合わせにより，5—2 でなく 5—3 とコードする結果となる．

　V_6 の ST 部については，左側の波形も右側の波形も PR 基線より下がっており，いずれも上向きに凸で，陰性 T へ続いている．このような場合は J 下降点から T 最低部へ引いた線の傾斜により，上り坂か下り坂かを決める．本例では左の波形も右側の波形も下り坂と判定される．ところで J 点下降は右側波形は 0.5 mm を明らかに超えているが，左側波形は 0.5 mm ぎりぎりである．「軽い段階のコードを取り上げる」という申し合わせから，本例の ST はコードされない結果となる．

　本心電図について，ミネソタコードに精通している者と不馴れな者とで一致するのは 3—3 と 9—4—1 だけで，ST・T の判定には大きな違いを生ずる．それは，ミネソタコードには計測上のルールと適用細則があるためである．

　たとえば T 電位は PR 基線でなく TP 基線を基準として計測すること，しかも陽性 T は TP 基線の上縁から T の頂点までの距離で測り，陰性 T は TP 基線の下縁から陰性 T のもっとも深い点までの距離で測るルールがある．この申し合わせを無視して V_6 の陰性 T を PR 基線を基準として計測すると，左側の陰性 T も右側の陰性 T も -1.0 mm 以上に深いので，5—2 と誤った判定が下される．

〔症例 2〕

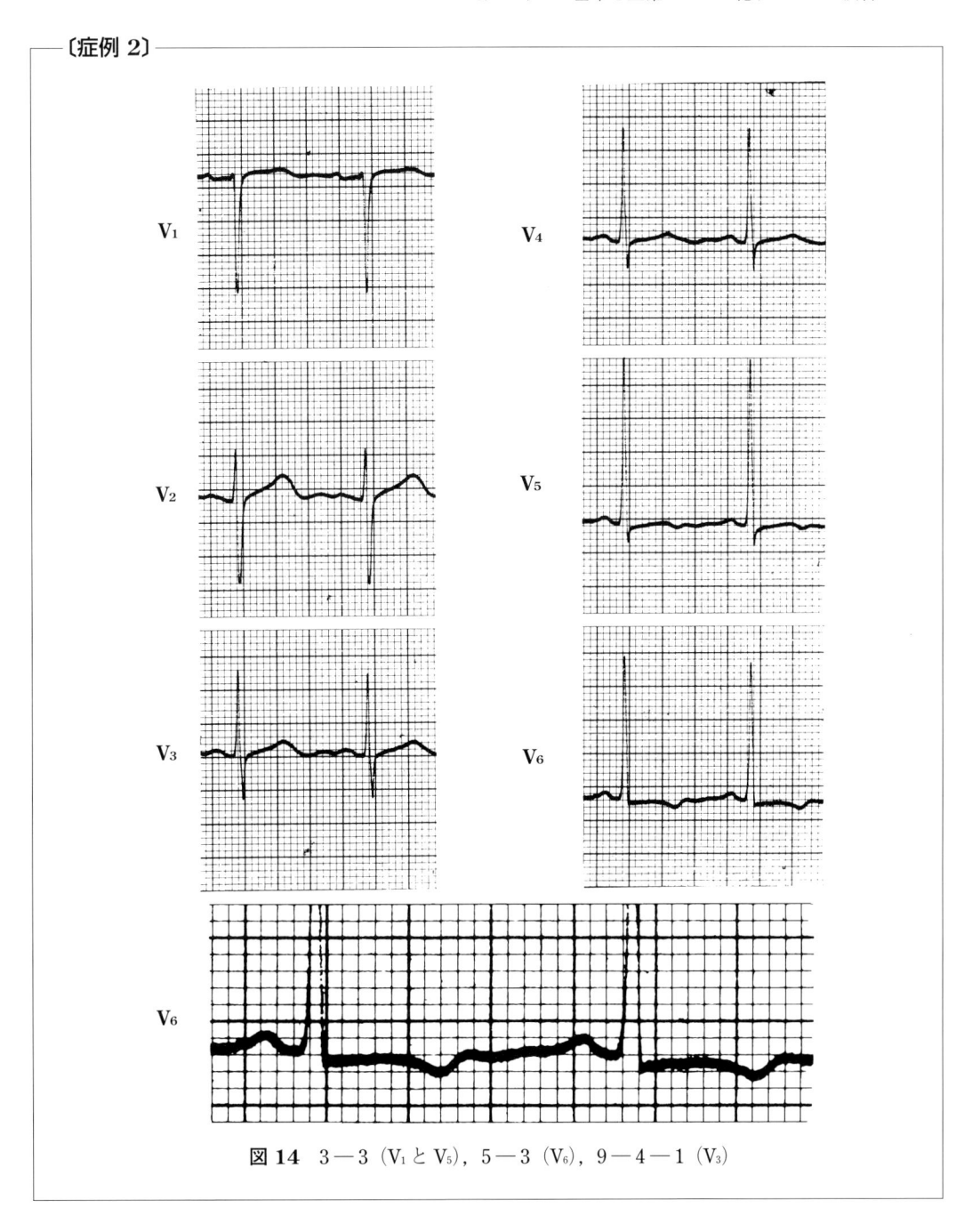

図 14 3—3 (V_1 と V_5), 5—3 (V_6), 9—4—1 (V_3)

なお，V_6 右側の ST 波形は 4—3 に相当する．ここでは多数決の法則を適用して ST 項をコードしなかったが，2 波形しか掲載されていないので，この点には異論があろう．

Ⅲ 症例 3

　図 15 は中年女性の心電図である．一見して左軸偏位の傾向であり，aV_L の T が平低で $V_2 \sim V_4$ あたりでの ST 下降が目につく．

　ミネソタコード基準の左軸偏位は $-30°$ 以上左偏していないとコード化しない．$-30°$ というとⅡ誘導で上向きの振れと下向きの振れが同電位ということであるから，この例は $-30°$ に達しておらず，したがって 2－1 とはコードできない．

　aV_L の平低 T は電位が低いが，もし $V_2 \sim V_4$ での ST 下降が水平または下り坂なら，この誘導での T は強制的に干型とみなされる．ところで干型 T のコードは平低 T のコードと同格かそれより重いランクであるから，aV_L の平低 T は正確な計測はさておいて，まず $V_2 \sim V_4$ の ST 下降の判定から手をつけるのが良策である．

　そこで 10 倍ルーペで ST 下降を厳密に観察すると，$V_2 \sim V_4$ の ST はすべてが上り坂を示している．ということなら，ST-J 点が $-1.0mm$ より深いかどうかを検討する必要が出てくる．しかし本例の ST-J 点はきわめて不明瞭で，どこを J 点とみなすか簡単にはいかない．

　ただ幸いなことに，V_2，V_3 の ST 部には直線的部分がみられるので，図 13 の V_5 波形と同様に処理すれば J 点が決められる．そうしてみると V_3 の J 点は PR 基線下 $-1.0mm$ を超えているから，この ST パターンは 4－4 とコードされる．ところで 4－4 の場合には T の起始部が基線より下がっていても干型 T とは認めない申し合わせから，今度は aV_L の T 波検討が必要になってくる．

　そこで aV_L の T 波を 10 倍ルーペで観察すると，2 心拍記録された波形のうち左側のものは，TP 基線を基準として判読すると干型であり，右側のものは陰性である．そして両者とも陰性相は $-1.0mm$ に満たないから，これは 5－3 に相当する．

　なお本例の V_3 は R と S の頂点がカットされて判定しようがないが，もとの心電図では R＞S を示し 9－4－1 というコードが得られている．また V_1 で S の谷が凹凸をきたしているが，これは V_2 誘導の R が高く V_1 の S とぶつかっているためで，$1mV = 0.5cm$ で記録してみると S_{V_1} は 31.0mm を示している．となると，$R_{V_5} + S_{V_1}$ は 35.0mm を超えるので，3－3 コードが得られるわけである．

　なお，aV_L の T 波については，左側のものを干型，右側のものを陰性と判定した．その根拠は，ミネソタコードのための適用細則で「T 波は，もしはっきり平低または陰性といえぬなら，平低でない，または陽性と考える」，「はっきりしたST・T の境がなければ ST・T の全長の最低点で陰性 T の振幅を測定する」と申し合わされていることによる．

〔症例 3〕

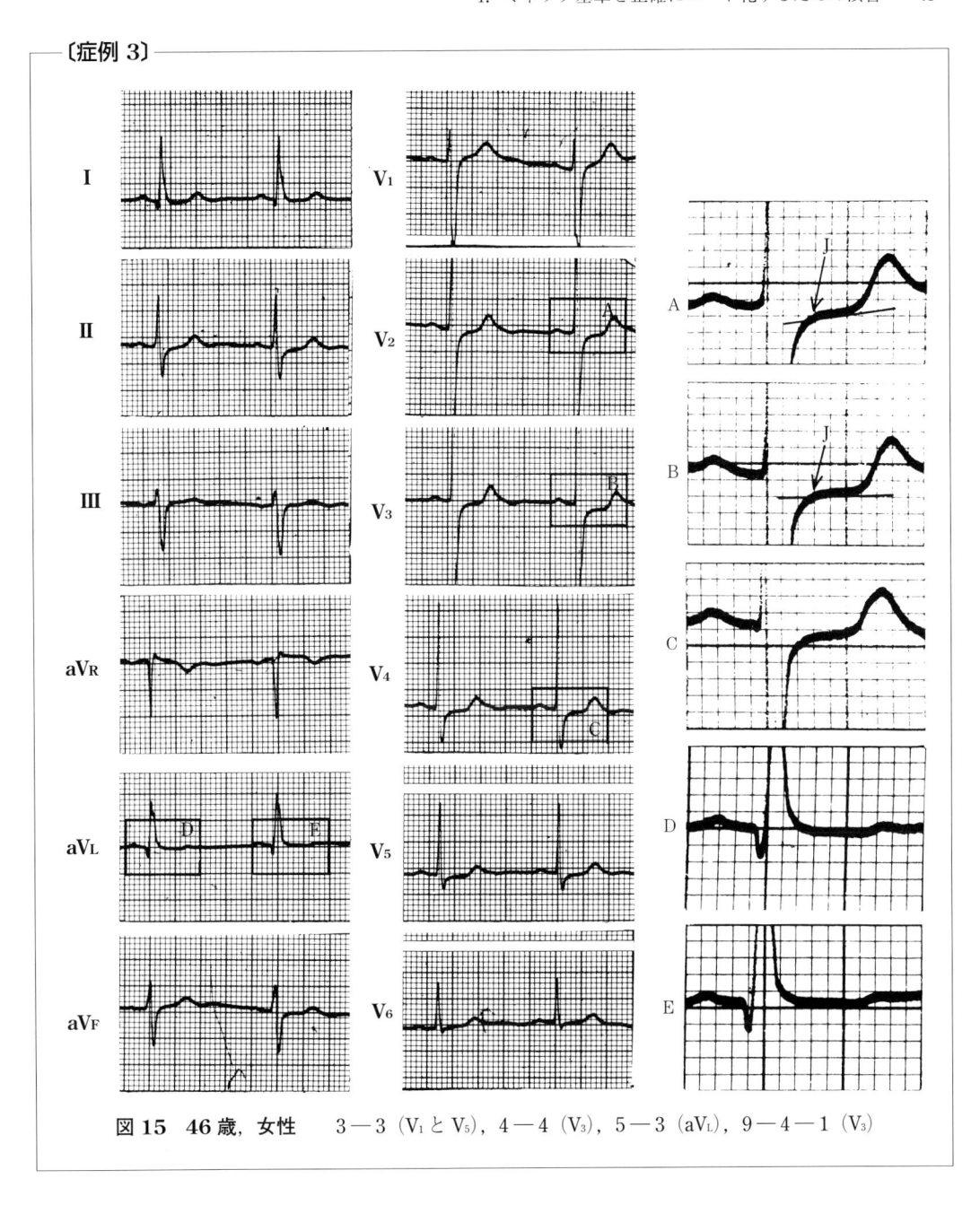

図15 46歳, 女性　　3—3 (V₁とV₅), 4—4 (V₃), 5—3 (aV_L), 9—4—1 (V₃)

　ところで本心電図を臨床医が見ると, V_2〜V_4の局在性ST下降という所見から左冠動脈前下降枝領域の心筋虚血を推測するが, 中年女性によくみられる非特異的ST・T変化の可能性も大である.

Ⅳ 症例 4

　図 16 の心電図は，Ⅰ，V_2〜V_6 での ST 下降と V_4〜V_6 での T 波電位の減少，V_3 で R＞S の所見が注目される．

　ところで V_5，V_6，T 波電位が低めであるが，もし ST が虚血型（4—1 から 4—3）である場合は T が強制的に干型とみなされるから，T の陽性相電位の検討は無駄になってしまう．したがって ST 下降が同時にある場合は，ST から先に検討を行うのが得策である．

　ST の計測はまず ST 部が上り坂か水平か下り坂かというパターンの判読から手をつける．それは ST-J 点の下降度を精密に計測しても，ST 部が上り坂のときは−1.0mm に満たないものはコードしないわけで，J 点が−0.5mm を超えているか否かを苦労して計測しても，努力は無駄になってしまうからである．

　さて ST 部の傾斜については，V_3，V_4 は上り坂であるのに，Ⅰ，V_5，V_6 では虚血型，つまり水平あるいは下り坂の疑いが大いにある．ここで 10 倍のルーペを使い，その厳密な計測を行うわけである．

　まず，Ⅰでは ST 部のはじまりの部分は下り坂に見えるが，その後はきわめて徐々ながら上向きであり，一見して水平下降のようでもある．このようなぎりぎりの所見は軽い段階のコードとして取り上げるのが原則であるから，これは水平下降とみるべきでない．

　次は V_5 の所見である．V_5 には 3 心拍の波形が記録されている．左端のもの（E）は A と同様に，はじまりの部分は下り坂であるが，その後はきわめて徐々の上昇か水平かのぎりぎりの所見である．V_5 の中央のもの（F）は，水平というよりむしろきわめて徐々ながら上向きのパターンである．V_5 の右端の波形（G）は，E と似て徐々の上昇か水平かぎりぎりの所見を呈している．ということになると，V_5 の ST は明らかな水平下降と判断するわけにもいかない．

　最後に V_6 の ST 所見（H）については，いわゆる U 字型に似ており，これとて水平下降と断定するべきパターンではない．

　ということで，Ⅰ，V_5，V_6 すべてが水平あるいは下り坂でないと判断された以上，ST-J 点が−1.0mm 以上でないと本例の ST はコード化されない結果となった．そこで ST-J 点の下降度が大きい誘導をみつけると V_3 と V_4 であるが，V_4 では ST-J 点が比較的明瞭であるものの，−1.0mm ぎりぎりというより，−1.0mm に満たない所見である．V_3 では左端の波形（B）では−1.0mm ぎりぎりに見えるが，ST の折り目は二つあり，2 番目の折り目（J 点）は−1.0mm に達していない．V_3 の中央の波形（C）も同様である．そして V_3 の右端のもの（D）も J 点は−1.0mm に達していない．つまり本例の ST 異常はコードできないことになる．

　なお T 波については，V_4〜V_6 のどの誘導でも R の 1/10 に満たず，これは 5 —

〔症例 4〕

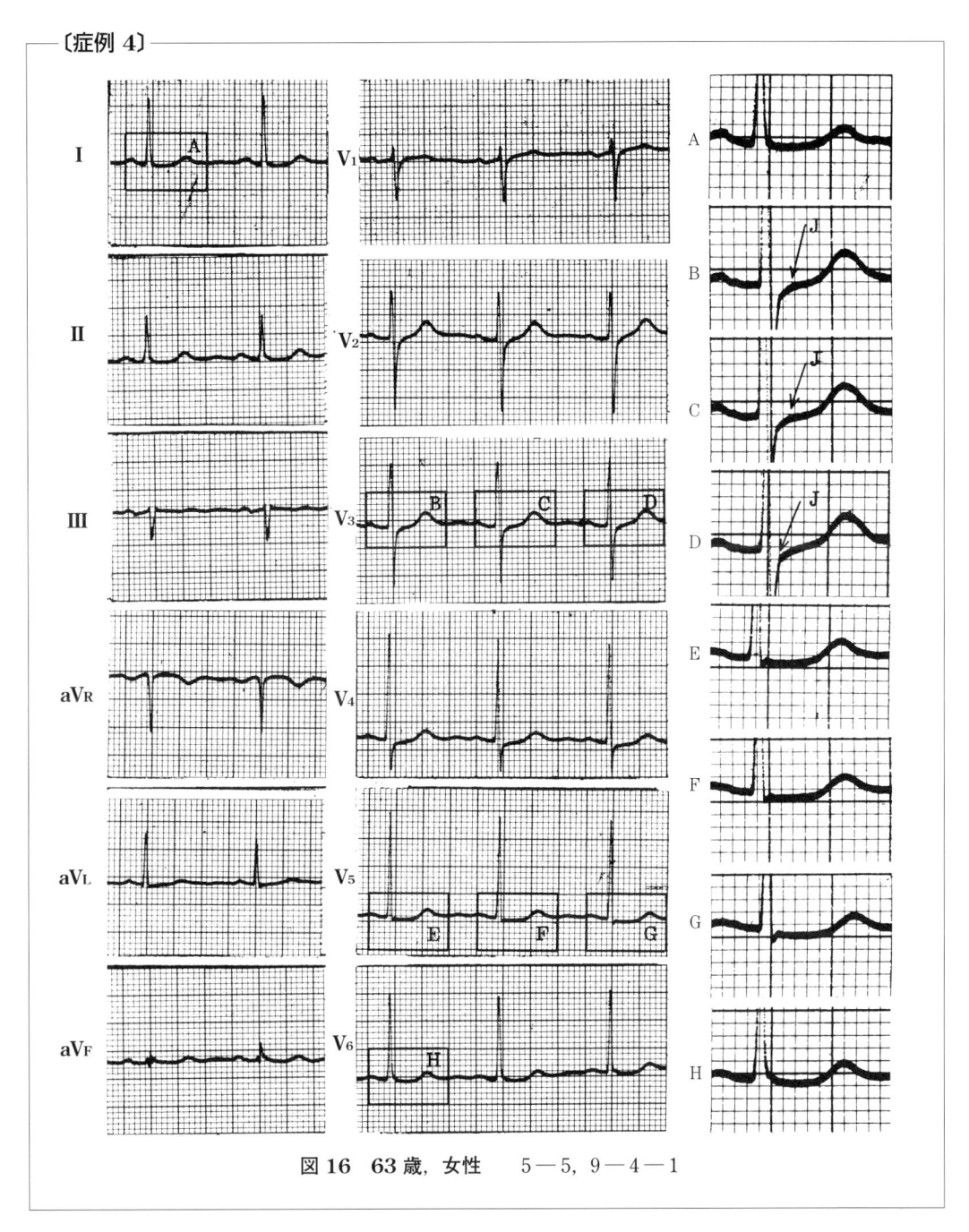

図 16　63 歳，女性　　5—5, 9—4—1

5 とコードする．陽性 T 波の電位を R 電位と比べるには，まず T 波電位を大ざっぱに計測し，R がその 10 倍あるいは 20 倍以上あるかどうかを見ればよい．それがぎりぎりのときだけこまかい計測をすればよいのであって，本例の場合は，V_4，V_5 の T が方眼の 1 コマ前後であるのに対し，R は V_4 も V_5 も太目盛で 3 コマ以上（つまり 15.0 mm 以上）だが T 波の 20 倍には達していないということで判断がつく．

V 症例5

　図17で問題となる所見は，Ⅲ，aVFのQ波と，V₃でのST上り坂下降とT電位減少である．

　ⅢのQ波はルーペで見るまでもなく，太目盛で1コマ（5.0mm）以上であり，これは1—2—6とコードされる所見である．たださらに重いランクのコードが存在する場合は1—2—6のコードは無視されるわけである．ところが1—2—6より一段階重いコードでⅢ，aVFに関するものは，Q幅が0.04秒以上を示す場合である．そこで10倍ルーペを使ってQ幅を検討すると，ⅢのQもaVFのQも方眼1コマにははるかに及ばない．つまりQ幅は0.04秒に達していない．したがって本例のQコードは1—2—6のままでよい．

　ここでうっかりすると，ⅢのQRパターンでR頂点がタテの太目盛とほぼ重なっているため，このタテ線がQRパターンの上行脚と見誤られる．その場合はQ幅が1コマ（0.04秒）近くあると見間違える．しかし実の上行脚は掠れた点線であり，Q幅は0.04秒にはるかに及ばない．この点については10倍ルーペで拡大することで間違いを防ぐことができる．

　次にV₃のST・Tであるが，まずこのSTは上り坂下降であるので，ST-J点が1.0mm以下に達しているか否かでコードが左右される．そこでルーペ下に検討すると（C），J点下降はPR基線から-1.0mm未満であるので，このものは4—4とコードできない．

　次に，V₃のTについてみると，T頂点の上縁とTP基線の上縁との距離は方眼1コマ（1.0mm）ぎりぎりである．そしてV₃のR電位は，基線の上からRの頂点までの距離をコンパスに移し取り，コンパスの1脚を太目盛上に置いて距離を電位に換算してみると，太目盛10コマ（10.0mm）以上あるので，V₃のT電位は5—5とコードされる．

　要するに本例は，1—2—6，5—5とコードされるものである．

　ところで，ⅢとaVFのQ波は下壁梗塞の診断に使われるが，左下肢の電極から心臓までの距離はかなり離れている関係で，心臓と電極との距離が短い胸壁誘導に比べると感度はきわめて低いものである．心筋梗塞の急性期には明らかに存在した異常Qが，慢性期には完全に消失する症例が，下壁梗塞ではしばしばみられる．したがって，ST・Tの異常が回復した症例のQ波をいかに判読するかは，臨床医の腕の見せどころである．

　偽下壁梗塞によるⅢとaVFのQを見破るコツは，aVRがQRパターン，Ⅰ誘導にSが示される所見である．一般論的に，下壁梗塞の場合は初期興奮ベクトルは下方へ向かない．つまり典型例では正常なら右下向きの初期ベクトルが右上へ向かうので，aVRは初期rで始まるはずである．また上方へ向かう初期興奮ベク

〔症例5〕

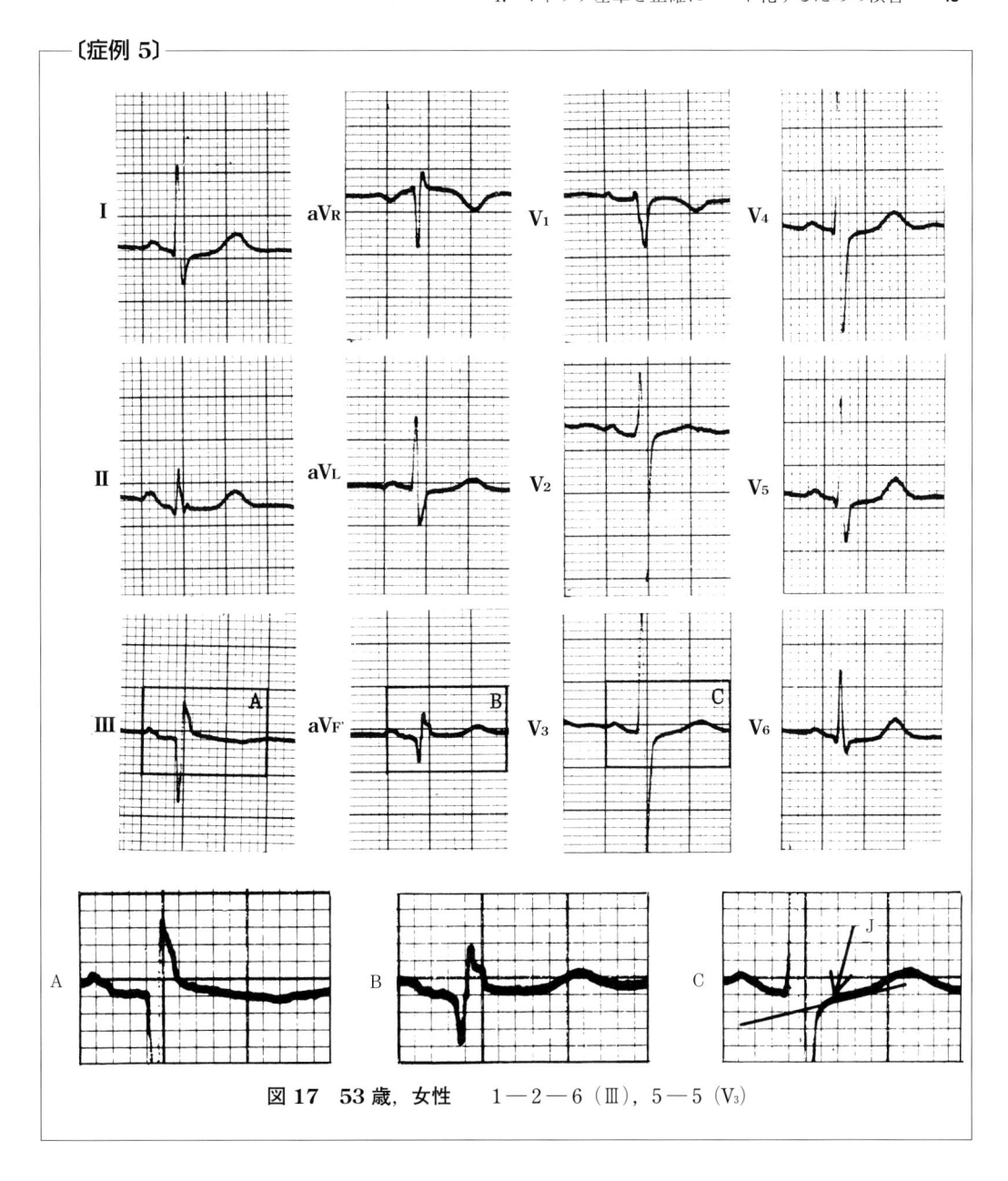

図17 53歳, 女性 1—2—6（Ⅲ），5—5（V₃）

トルが不十分なときは，aV_R の初期 QRS は基線を這い，次の段階での左へ向かう興奮ベクトルによる Q は，ⅢやaV_F の Q のはじまりよりも遅れて描かれるはずである．この点に関して本例の aV_R は QR でなく，rSR′パターンを呈している．

　この心電図は臨床医の目には古い下壁梗塞と判定するに十分な迫力をもっているが，事実，本症例は心筋梗塞に罹患した既往症をもっている．

VI 症例 6

　図 18 で目につくのは，Ⅲで幅広めの Q，V_1 で RSr′ の所見，V_3 の R＞S，V_1，V_2 の陰性 T そして V_3，V_4 の T 電位が低い点である．

　このなかで簡単なところからすませると，まず V_1 の RSr′ 所見であるが，QRS 幅は正常で，R＞r′ であるから，これは 7—5 に該当する．V_3 の R＞S は 9—4—1 ということである．

　ところでやっかいなのがⅢの Q である．aVF の Q は 1.0mm 以上あるから，ⅢのQ 幅が 0.03 秒以上あるかどうかでコードが決まる．そこでⅢのQ幅をルーペ下で計測するのであるが，PR 基線上縁が折れ曲がる点と R 上行脚が PR 基線を横切る左側の縁との水平距離は 0.04 秒に満たないが 0.03 秒をわずかに超えている．

　ルーペ下で Q 幅の計測を行うには，ルーペ下に 1mm をさらに 10 等分した目盛がついているので，これを利用するわけである．つまり記録紙の方眼は 1 コマが 0.04 秒であるから，ルーペ目盛 2.5 コマが 0.01 秒に相当する．ということはルーペ目盛で 7.5 コマ以上ないと 0.03 秒以上とはいえないわけである．

　ということで，本例のⅢにみられた Q 幅は 0.03 秒以上あるが 0.04 秒未満であるから，1—3—4 とコードする．

　次に V_3，V_4 の T 電位の計測を行うと，V_3 では TP 基線に対して−1.0mm に満たない陰性 T，V_4 では方眼 1/2 コマ（0.5mm）前後の陽性 T である．一方，V_4 の R 電位は太目盛 2 コマ（10.0mm）を優に超えている．つまり V_4 の陽性 T は R 電位の 1/20 未満で，しかも R 電位は 10.0mm 以上ある．となると T コードは V_3 の所見（5—3）が V_4 の所見（5—4）に優先して取り上げられる．

　なお T 電位の計測は TP 基線を基準とするというルールを守らずに，PR 基線上で計測すると，V_3 の T 波は陽性と誤診される羽目となり，T コードに誤りを生ずる結果となる．

　以上をまとめると，本例は 1—3—4，5—3，7—5，9—4—1 とコードされる．

　この心電図を臨床医の目で見ると，Ⅲと aVF の Q は幅が狭く，しかもⅠに S があるので，下壁心筋梗塞とは断定しにくい．また T の異常については，V_1 がもっとも重く，V_2 から V_3 にかけて異常度は軽減しているので，非特異的な所見として関心をもたないものである．

〔症例 6〕

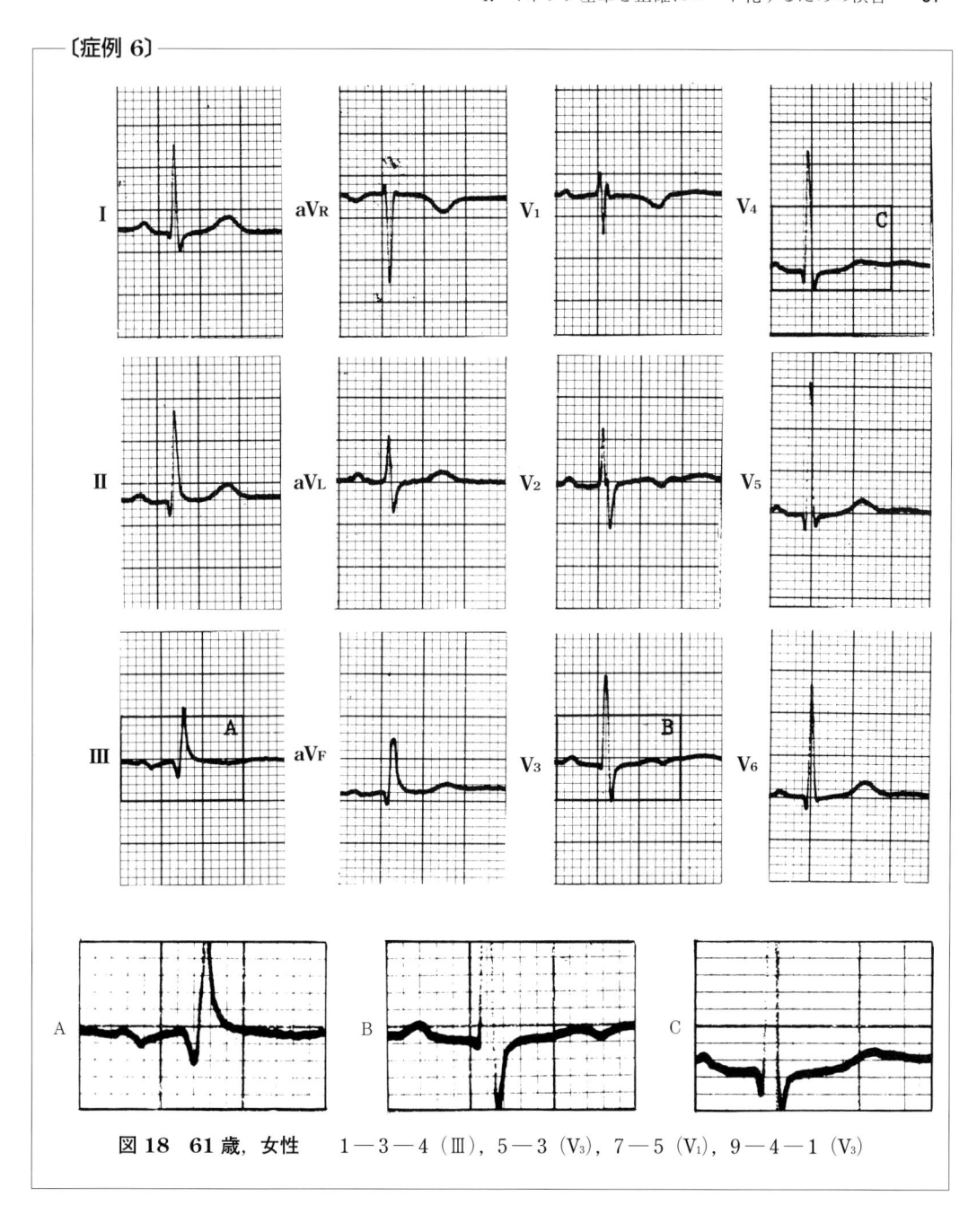

図 18　61歳，女性　1—3—4（Ⅲ），5—3（V₃），7—5（V₁），9—4—1（V₃）

Ⅶ 症例 7

　　図 19 はⅢの Q, V_3 の R＞S, RR 間隔短縮というところが注目される．心拍数は，いわゆる心拍数スケール（図 20）を利用して毎分 100 を超えていることがわかれば 8－7 とコードされる．V_3 の R＞S 所見は 9－4－1 である．

　　さて問題のⅢの Q であるが，aVF に 1.0mm 以上の Q がみられるからⅢの Q 幅が 0.03 秒以上あればコードされるわけである．ところでルーペ下で観察すると，Ⅲの所見は上向き振れで始まっており，終末 R のあとに小さな下向き振れがあり，さらに小さな上向き振れが続いている．これらすべての振れを仮にチェックすると，このパターンは rSR´s´r´´ 型と表現される．しかしⅢ誘導に記録された 3 波形のうち，QRS が r で始まっているように見えるのは右端のものだけであり，左側に記録された 2 波形は Q で始まっているので，多数決の法則から，A で示された r 様波形はミネソタコードでは初期 R と認めるわけにいかない．2 番目の上向き振れは PR 基線の上縁から 1.0mm（0.1mV）以上に達しているので，これは終末 R と認められる．その後の小さな振れも S´ とか r´´ として認めるわけにはいかない．つまりこれは QR パターンとみなされる．

　　ところで，最初の上向き振れを初期 R と認めないなら，このものの頂点の上縁が急に下がり始める点を Q のはじまりとみなすわけで，この点から測った Q 幅は，どうみても 0.03 秒ぎりぎりのきわどい値である．したがってⅢの Q はコードされないことになる．

　　なお本例はとくに V_3 で ST 上り坂下降の所見がみられるが，詳しく検討すると ST-J 点は PR 基線下 -1.0mm に達していないので，4－4 もコードできない．

　　ここでもし仮に 10 倍のルーペ下で判読するというルールを無視し，Ⅲの Q 幅計測を粗雑に行うと，0.03 秒以上あるようにも見えるので，1－3－4 と誤って判定する可能性は大きい．

　　つまり本例は 8－7, 9－4－1 とコードされるにとどまる．

　　この心電図は臨床医の目で見ても，心筋梗塞とは断定しにくい．

〔症例 7〕

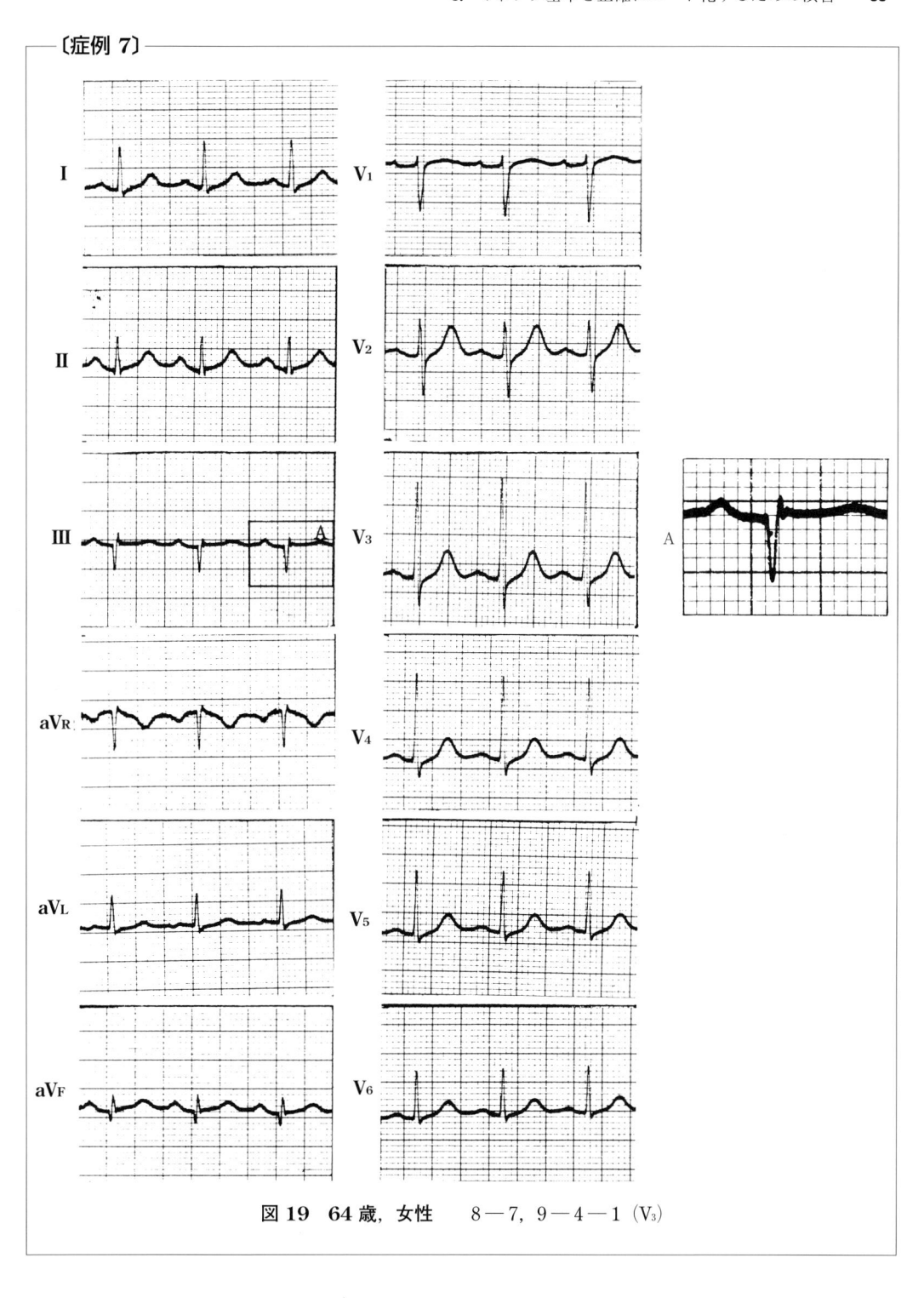

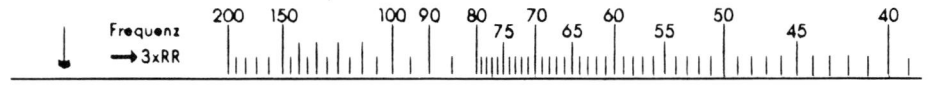

図 19　64 歳，女性　　8—7, 9—4—1 (V₃)

図 20　心拍数スケール

Ⅷ 症例 8

　図 21 の心電図は，Ⅲ の Q，aVL の ST・T，aVF の Q に問題がある．

　Ⅲ の Q については，一見しただけで 5.0mm 以上深いことから，1－2－6 とコードされる．もしそれ以上重いコード基準の所見が存在すれば 1－2－6 は無視されることになるが，仮に Ⅲ の Q 幅がいかに広かろうと，aVF に 1.0mm 以上の Q 波がないので，Ⅲ の Q をさらに重いランクへコードすることはできない．したがって Ⅲ の Q 幅はわざわざ計測しても無駄に終わるわけで，ここは 1－2－6 という結果になる．

　aVF の Q については，「1.0mm 未満の Q 波はコードしない」申し合わせになっており，この例はかなりの幅（0.03 秒以上）をもっているが，この所見を 1－3－5 とコードするわけにはいかない．

　次が aVL の ST・T 変化である．これをルーペ下で観察すると，aVL の左端の波形は，ST 部が上に凸を描きながら平型 T へ移行している．そして右端の波形は，ST 部が基線よりごくわずかに下がっていて水平下降のパターンを呈し，その後，平型の T へ移行している．なお A では，ST 部が QRS と接するところに第一の折り目があり，次いで凸の ST 部のはじまりに第二の折り目がある．この第二の折り目が ST-J 点であるが，PR 基線の上縁からごくわずか下がっているものの 0.5mm には達していない．B では ST 部の直線部分の下縁に接線を引き，これが ST 部と離れる点の上縁を J と定めるが，これは PR 基線の上縁から下がっているかいないかのぎりぎりである．いずれにせよ A も B も T 波の陰性部へかけては ST 部は PR 基線の下にある．このような ST パターンのときは，ST-J 点と陰性 T の最低部とを線で結び，この線の傾斜が下り坂で T の最低部が 0.5mm に達していれば 4－3 とコードされるのである．この例では J 点と陰性 T の最低部を結んだ線は下り坂であるが，T の最低部は PR 基線下－0.5mm に達していない．したがって ST 異常は 4－3 とコードできない．ただし T については，陰性 T の谷の下縁が TP 基線から 0.5mm 前後下がっていて，R 電位は 5mm 以上あるから，これは 5－3 とコードされる．

　つまり本例は 1－2－6，5－3 である．

　なお aVF の QRS は qR パターンであり，この Q は電位は小さいけれど幅が広めであるので，Ⅲ の Q 波をはじめ，Ⅰ に S がないことや aVR が小さいけれど R 波で始まっていることと相まって，臨床医の多くにとっては古い下壁梗塞を肯定もできないが否定もできない心電図である．

　しかしミネソタコードの申し合わせでは，1.0mm 未満の Q 波はコードしないことになっている．この点については臨床医にとって不満であろう．

〔症例 8〕

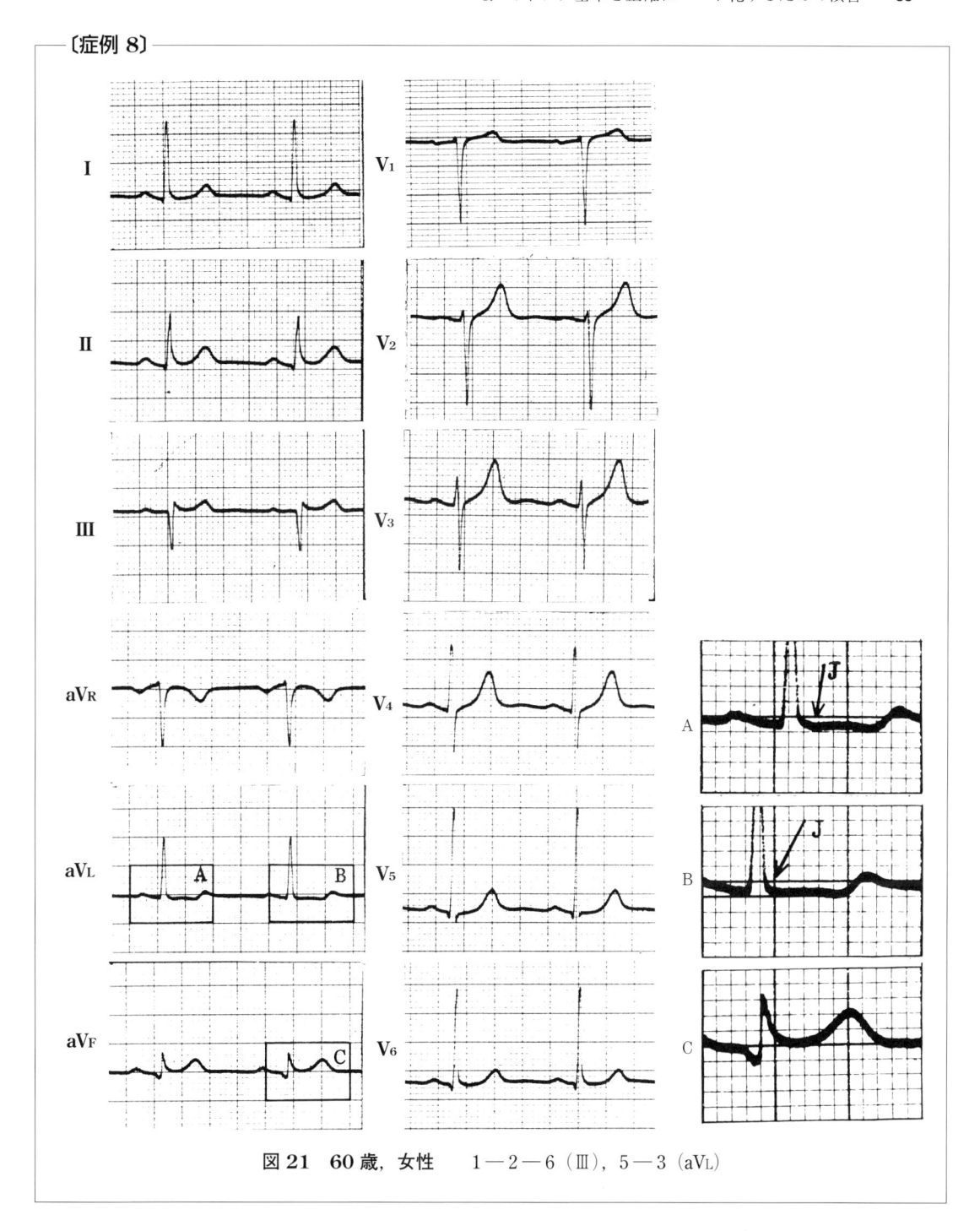

図 21　60 歳, 女性　　1－2－6（Ⅲ），5－3（aVL）

また aVL のわずかな ST・T 変化は非特異的所見で，臨床的にはまず病的意義がないものと思われる．

IX 症例 9

　図 22 の心電図は III, aVF の Q, V_2 や V_3 で R＞S, V_4, V_5 で ST 下降, V_5 で高い R, そして P 幅が II, aVF で明らかに広く, V_1 の P が陰性でしかも幅広いのが特徴的である.

　まず Q に関しては, III で QRS 起始部がわずか盛り上がった印象を受けるが, たとえ「0.25mm 以上あっても鋭い振れでないときは初期 R と認めない」から, III のパターンは QS とみる. ところがミネソタコードでは III の QS は aVF にも QS がないかぎり取り上げないことになっている. 次に aVF の Q 幅は, ルーペ下で 0.04 秒には満たないが 0.03 秒は優に超えているので, これは 1—3—5 とコードされる Q 波である.

　ところが, II にみられる Q は幅は狭いが R 波の 1/5 以上はある. ここで Q 幅を精密に測ってみると, 0.03 秒には達しないが 0.02 秒は十分あるので, II の所見は 1—3—1 となり, このランクは aVF の 1—3—5 より重いから, 本例の Q は 1—3—1 とコードされる.

　さて, ここで V_4, V_5 の ST 異常の判定を始める. この ST 下降はかなり顕著であるが, ST 部の傾斜をルーペ下で観察すると, V_4 の左端の波形は上り坂, 右端の波形は U 型である. 一見, 水平下降に見えたのに, 精密な計測ではそうでない. また V_5 の ST 部も水平下降を呈していない. となると本例の ST 異常は 4—4 とコードせざるをえなくなる. そして ST 下降に続く T 波は干型とみなされない羽目になる. それでは他に干 T とみなされる誘導がないかと探してみて, aVL に目を向けたとしても, この ST も上り坂であり, 本例は T の陰性相がすべて無視されることになる. 残るのは T 陽性相の電位低下をコードするだけになる.

　そこで V_5, V_6 の T 電位は, ごく大ざっぱにみて, V_5 で TP 基線から方眼 2 コマ (2.0mm), V_6 では 1 コマ (1.0mm) 一寸というところであり, 先行する R の 1/10 以下になっているところから, これは 5—5 とコードできる.

　さて V_5 の R は頂点が濃く焙り出されているが, これは R 電位が高すぎてペンの上方振れが飽和状態に達している証拠である. ここには提示しなかったが 1mV＝0.5cm で記録した波形からは R 電位が 2.9mV と計算されているので, これは 3—1 の所見である.

　P 幅の増大についてはミネソタコードの原案で扱っていないが, 日循協でこのコードを追加している. 本例はこの 9—3—2 に該当する.

　なお, aVL と V_4 では P 波終了直後から QRS が立ち上がっている. これを δ 波とみなせば副伝導路パターンであるが, ミネソタコードでも心電図学上でも WPW 型の診断基準に達していない.

　本心電図は, 臨床医にとって下壁梗塞を強く印象づける. それは II にも Q が

〔症例 9〕

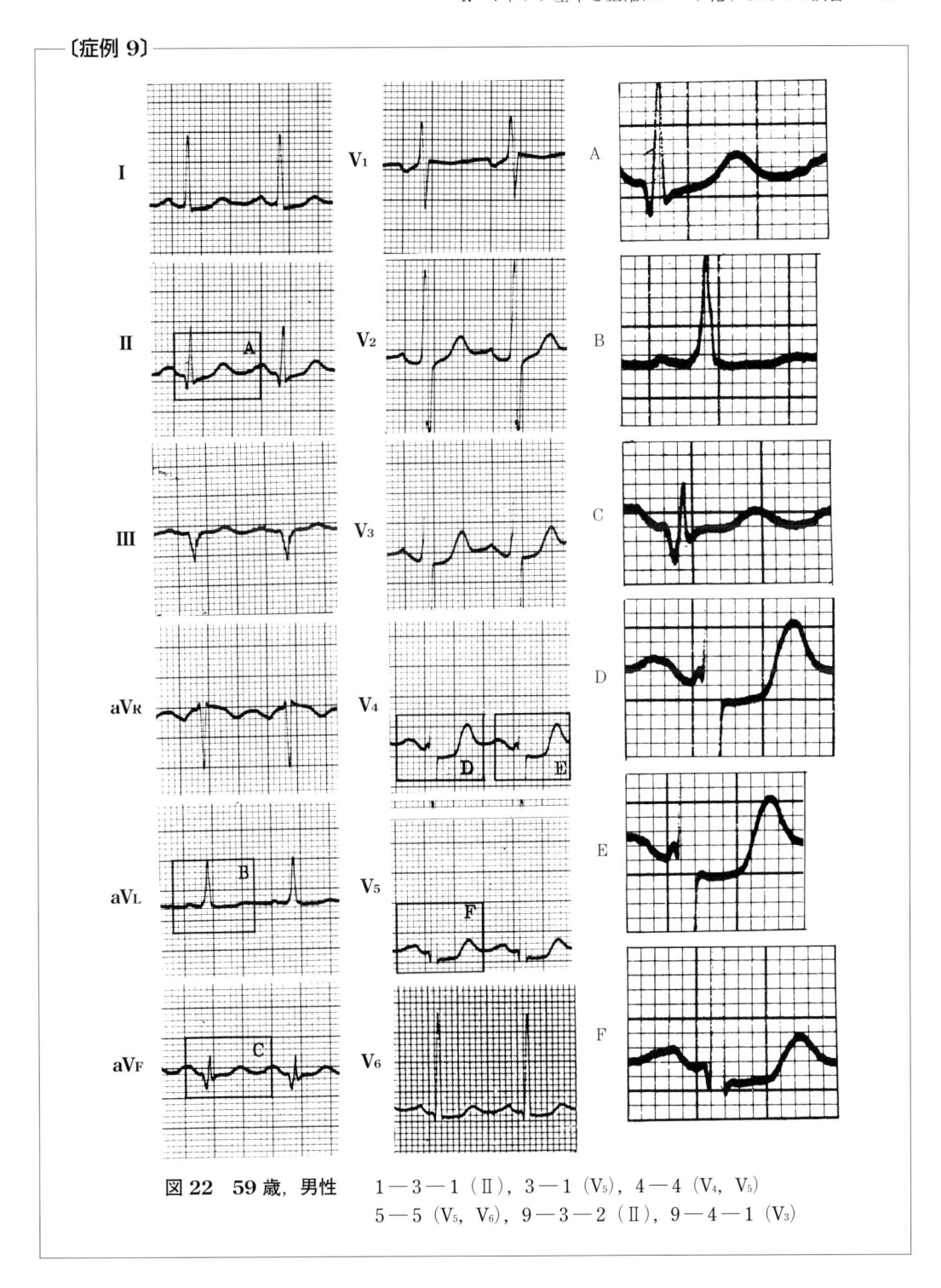

図 22　59 歳，男性　　1—3—1（Ⅱ），3—1（V₅），4—4（V₄, V₅）
　　　　　　　　　　　　5—5（V₅, V₆），9—3—2（Ⅱ），9—4—1（V₃）

あり，aVF の Q が深く幅広いこと，Ⅰ に S がなく，aVR が r で始まっていること，V₁，V₂ で R が増高しており後壁梗塞合併の所見があることによる．

X 症例 10

　図 23 は Rv_5 の電位増加，V_4 の±2相性 T と V_5，V_6 での T 電位低下が異常である．なお V_3 で R＞S の所見であったが，QRS 振幅の上端と下端を切り落としたために，ここに掲載した心電図からは9—4—1の所見を読みとるのは難しい．

　V_5 の R は 26mm を優に超えているので，3—1とコードされる．

　V_4 の±2相性 T であるが，陰性相が 1.0mm 以上あれば5—2のコードに該当する．ところで T 電位は PR 基線でなく TP 基線を基準に測るという申し合わせを忘れてはならない．たとえば V_4 の±T 波形の陰性相は，TP 基線から測ると－1.0mm 以上であるから，このものは5—2とコードされるが，これを誤って PR 基線から測ると，T の陰性相は－1.0mm に満たないので判定に狂いを生じてしまう．

　V_4 で5—2がコードされた以上，V_5 の低い陽性 T 波が5—4に該当するか5—5に該当するかは検討する必要はなくなる．

　なお ST 下降については，V_4 でも V_5 でも J 点が PR 基線下－1.0mm に達せず，しかも ST 部は上り坂であるので，ST コードはチェックされない．ここで J 点の判定については，例を挙げて（図 6-A）すでに解説してあるが，本例のように ST 部が QRS と鋭い角を示しておらず，J 点がはっきりしていなくても，ST 部のはじまりの部分が直線的で，この直線的部分が少なくとも 2.0mm（方眼 2 コマ）続いているときは，その下線に沿って接線を引き，接線と離れる ST 部の上縁を J 点とすればよい．このルールを無視すると間違った判定が下される．事実，臨床医の多くは過去の経験と自己のクセによって，J 点を自己流に判断し，懐疑心を抱かないから，きわどい波形はすべて誤診している．

　つまり本例は3—1，5—2，9—4—1である．

　なお，この心電図は V_4 の T が陰性相を伴っているのに，その右側や左側の誘導ではすべて陽性 T であるところから，これを局在性 T 陰性症候群と呼ぶ．

　元来，陰性 T が右室の病変によるものなら V_1〜V_2 に，左室の病変によるものなら V_5〜V_6 に記録されるはずである．これが V_3 や V_4 にみられるが，それより右側や左側の誘導では陽性 T であるとなると，左冠動脈前下降枝領域の心筋虚血による結果ではないかという考え方もできる．

　しかし実際には健康者であっても，このような心電図を呈することがある．したがって無症状で，いつ記録しても同じ波形であり，軽い運動負荷で陰性 T が陽性化するような場合は，心筋虚血は否定的である．

　なお局在性 T 陰性症候群は血圧が高めの中年女性に出現しやすい．男性に比べて虚血性心疾患が少ないはずの女性にこの種の所見が多くみられることから

〔症例 10〕

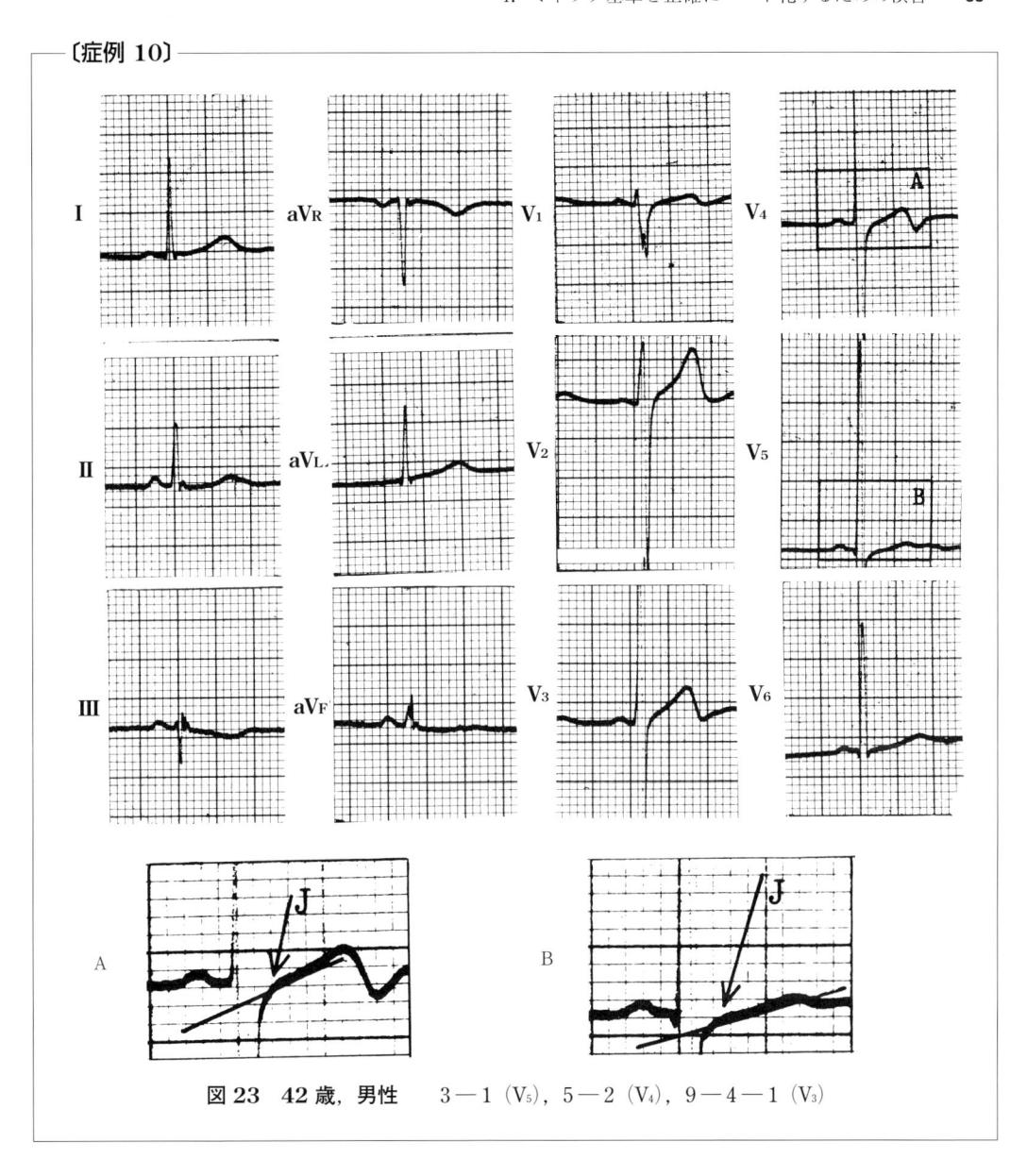

図 23　42 歳，男性　　3—1 (V₅), 5—2 (V₄), 9—4—1 (V₃)

も，本症候群は心筋虚血によるものでないことがわかる．

XI 症例 11

　図 24 は，aVL の Q，Ⅱ，V₅，V₆ での ST 下降と T 電位減少が目立った所見である．また臨床家が目をひきつけられる所見が V₂ にある．これは元来が小さい R 波で始まるべき誘導なのに，小さいながら Q 波で始まっている所見である．

　ところで aVL の Q は，ルーペ下で観察してみると 0.03 秒の幅はもっていない．ということは，この Q はミネソタ基準でコード化されない結果となる．

　また，ST 部の傾斜をルーペ下で見ると，Ⅱ は上り坂であるので，この程度の J 点下降ではコード化は無理である．V₅ で見る ST 部の傾斜は水平とも上り坂とも受け止められるが，2 心拍波形の基線の Q 起始点を結んでみると，左上から右下へ傾いている．だから，ST 部の傾斜は当然この影響を受けているものと推測できる．つまり疑わしい所見であるので V₅ の ST は無視することになる．V₆ の ST も V₅ と似た基線の右下がりの影響を受けているが，左側波形の ST 部下降は，単に右下がり基線の影響だけでない可能性もある．もし V₆ 全記録波形の大多数が下り坂 ST 下降であるのなら，この程度の −0.5 mm に満たない ST 部下降は ST コードとしてチェックできないとしても，T のはじまりは強制的にマイナスとみなされるから，T コードには影響が出てくる．ここに提示した心電図は 2 波形だけであるので多数決の法則は通用しない．となると，9 ― 8 ― 1（コードを妨げる技術上の問題）のコードが生きてくる．

　ここで V₅，V₆ の ∓T を認めないとすれば，陽性 T 電位の検討ということになる．そこで，R との比率でみてとくに低く見える Ⅱ の T 電位は R 電位の 1/20 未満，かつ R は 10 mm 以上あるので，これは 5 ― 4 とコードされる．

　問題は V₂ の QRS 波形で，明らかな初期 R の直前に PR 基線から下に振れる波がある．このものは 1.0 mm 未満で Q 波とみなさない．また，それに続く小さい R は 0.25 mm 以上あり，R 頂点に達するのに 0.02 秒以上はかかっていないので，ミネソタコードでは rS パターンと判定される．V₃ 右側の QRS 波形は初期下向きの振れが 1.0 mm を超えているので Q 波と認められるが，幅がきわめて狭いので Q・QS コードの対象とはならない．臨床医が見たら重要視する aVL，V₂，V₃ の小さな Q が，ミネソタコードでは無視されるという症例である．

　以上をまとめると，本例は 5 ― 4，9 ― 8 ― 1 であって，Q・QS 項はコードされない．しかし本例は本態性高血圧に糖尿病を合併した症例で，過去に明らかな狭心痛はもっていないが，V₂ はもちろん，あるいは V₃ についても，先行する小さな Q 波は，臨床医にとって古い前壁梗塞を疑わせる情報である．

〔症例 11〕

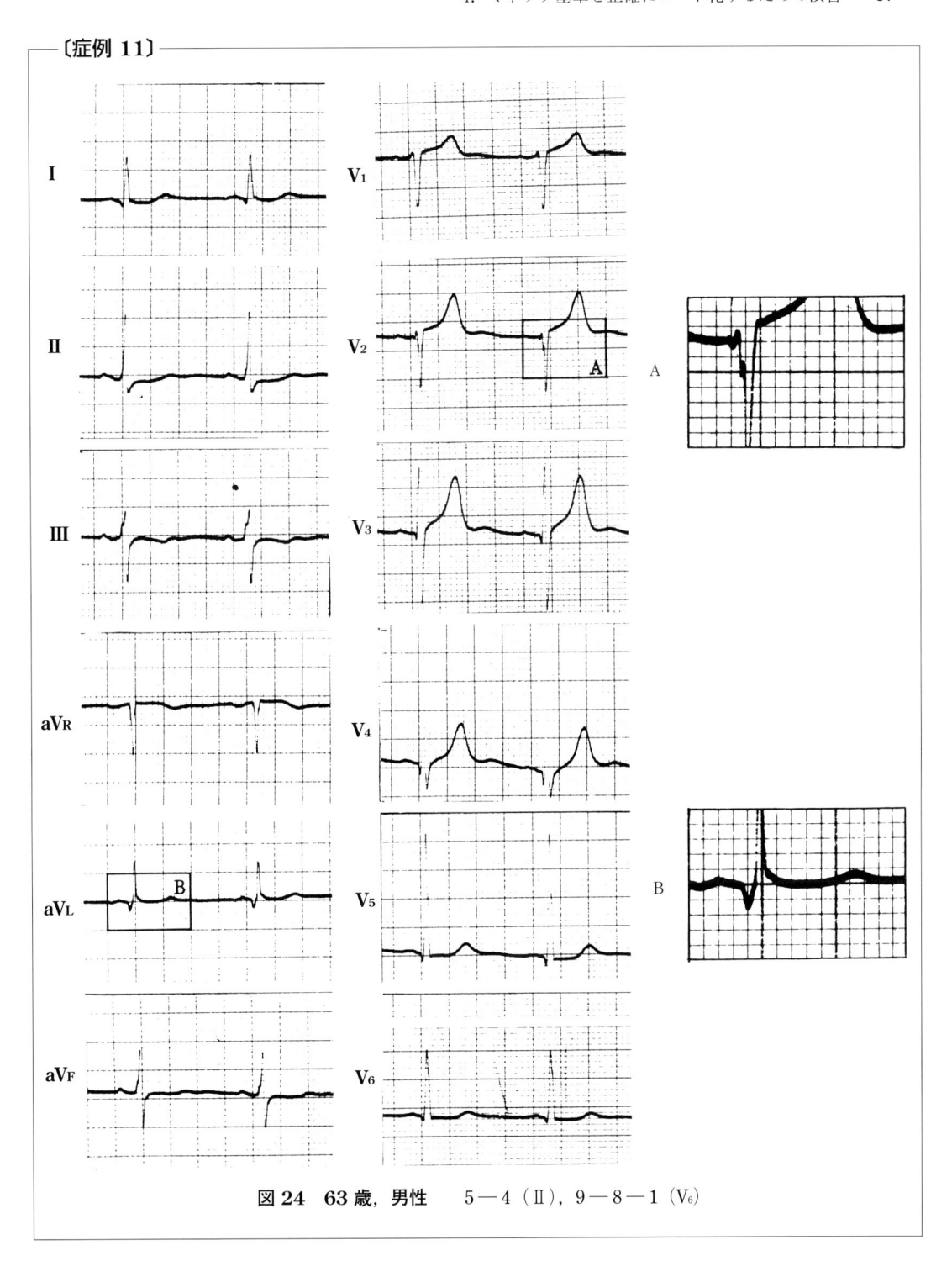

図24 63歳, 男性　5—4（II）, 9—8—1（V₆）

5 集団検診におけるミネソタコードのランクづけとその意義

　これまで繰り返し述べたように，ミネソタコードはあくまでも成人を対象とした疫学研究の目的にそった心電図波形の分類であり，ミネソタコード自体は，心疾患の種類や程度はもちろん，個人の健康状態を教えるものではない．

　つまり，それぞれのコードが臨床との対応をもっていない以上，要注意・要観察・異常なしと大分類するわけにもいかないが，もしそれが可能なら，ミネソタコードの魅力はさらに大きいものとなる．なんとかここに接点を見出せないものだろうか．

　現に同じ高血圧症でも，心電図上明らかな左室肥大所見〔R 電位増高し，ST 下降や平低ないし陰性 T を伴い，かつ左胸壁誘導での VAT (ventricular activation time) 増大あるもの〕がある場合は，死亡率も高く，虚血性心臓病にかかりやすいことがすでに調査ずみであるし[15]，フィンランドの地域調査でも，心電図波形が予後に反映することが示されている[16]（**図 25**）．ここで E_{01} とは，陳旧性

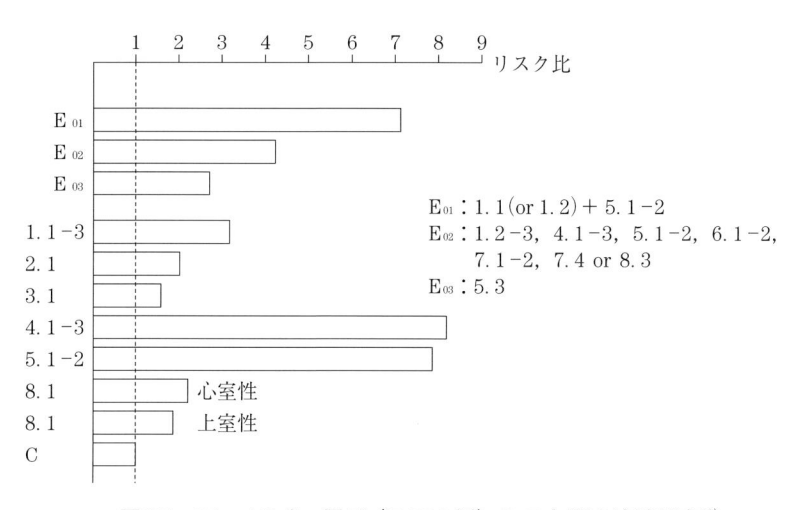

E_{01}：1.1 (or 1.2) + 5.1-2
E_{02}：1.2-3, 4.1-3, 5.1-2, 6.1-2, 7.1-2, 7.4 or 8.3
E_{03}：5.3

図 25 30〜59 歳，男子（5,738 例）の 5 年間の追跡調査[16]

表2 高血圧判定基準（予防対策用）

重症度	心電図
2度	3－1（aV_L所見を除く）
3度	4－2, 5－2, 5－3
4度	4－1, 5－1, 臨床上問題となる不整脈

表3 安静時心電図判定基準（保健事業用）

心電図項目 \ 指導区分判定	異常認めず（正常範囲）	要指導（軽度異常）	要医療（異常）
Q・QS	チェックなし	1－2－1～8 1－3－1～5	1－1－1～7 1－3－6
軸偏位	2－3	2－4～5	2－1～2
R高電位	3－1 3－3		R＞3.0mV（V_5またはV_6） R(V_5またはV_6)＋S(V_1)＞4.0mV 3－2
ST下降	チェックなし	4－4	4－1－1～2 4－2～3
T異常	9－5	5－3～5	5－1～2
房室伝導障害	6－6	6－3 6－5	6－1 6－2－1～3 6－4－1～2 6－8
心室内伝導障害	7－5 7－7～8	7－3	7－1－1～2 7－2－1～2 7－4 7－6
不整脈	不整脈のないもの	8－1－4 8－4－1 8－7で≦120分 8－8で≧40分 8－9	8－1－1～2, R on T 8－2－1～3 8－3－1～4 8－4－2 8－5－1～2 8－6－1～4 8－7で＞120分 8－8で＜40分
雑	9－4－1～2 9－7		9－1（V_1～V_6） 9－3－1～2 9－6

心筋梗塞の疑いある群であり，E_02とは虚血性心臓病の存在を示唆する群である．もちろん本邦にあっても，心電図に高いRやST・T異常を伴う高血圧者は脳血管事故を起こしやすいということが臨床医の常識ともなっている．

表4　集団検診におけるミネソタコードの重みづけ

1	2	3	4
ほぼ正常	わずか異常	異常（I）	異常（II）
2－5	1－2－1〜8*	1－1－2〜7*	1－1－1
3－3	1－3－1〜6*	4－1－2**	4－1－1
5－2（V_2, V_3）	2－1〜4	4－2	5－1
5－5	3－1〜2	5－2（I, II, V_4〜V_6）	6－1
7－3	3－4	6－2－3	6－2－1〜1
7－5	4－3〜4**	7－2－1〜2	6－4－1〜2
8－1－4	5－2（aV_F）	7－6	6－8
8－7	5－3〜4	7－8	7－1－1〜2
8－8で≧40/分	6－3	8－1－1〜3	7－4
9－1	6－5〜6	8－1－5	8－2－1〜3
9－2	7－7	8－2－4	8－3－1〜4
9－4－1〜2	8－6－1〜4	8－4－1〜2	8－5－1〜2
9－5	8－9 *3	8－8で＜40/分	9－1（V_1〜V_6）
9－7	9－3－2	9－3－1	
		9－6	
		心筋梗塞（壊死）？	心筋梗塞（壊死）
		心筋虚血？	心筋虚血
		左室肥大ストレイン？	左室肥大ストレイン

* 心筋梗塞（壊死）なら4へ
**心筋虚血なら4へ
*3 重篤なものは4へ

　そうなると，高血圧の重症度判定にミネソタコードが利用できないだろうかという期待がもたれる．つまり，心電図判読を個人差の大きい臨床医の主観的判断にまかせずに，あらかじめ客観的に定量化された分類法を採用し，この統一された心電図成績を基礎として健康度の判定に資そうとする考え方である．この点についてはかつて日循協が，予防対策用としての高血圧判定基準を定めており，これにR高電位とST・T異常を組み込んでいる（**表2**）．そして，「この判定基準は管理方式に掲げる管理指導区分（医療区分，生活指導区分）との対応をある程度考慮に入れながら作成したが，元来，両者は単純に対応すべき性質のものでないので，個々の例における指導区分は担当医の判断による」と附記している[9]．

　ところで老人保健法の安静時心電図判定基準[10]では，心電図所見を正常範囲，軽度異常，異常の3区分に分け，それぞれを，異常認めず，要指導，要医療の3区分に当てはめているが（**表3**），「心電図所見で，異常所見として軸偏位又はR波増高のみがみられ，他に要医療の欄に該当する項目がなければ，『要指導』にとどめるのが望ましい」と附記している．

　著者は独自にそれぞれのミネソタコードを1から4までの判定区分へ配分したものを地域集検で使っている．**表4**がそれである．そして備考欄に，「心筋梗

表5　日本循環器管理研究協議会2003年心電図判定・指導区分（案）

正常		軽度異常		異常A		異常B		異常C	
1—0	n	1—2—8	b'	1—2—1～5	b	4—2	c'	1—1—1～7	c'
1—2—6	a'	1—3—1～3	b'	1—2—7	b	5—2	b	4—1—1～2	c'
1—3—4	a'	1—3—6	b'	3—4	b'	6—2—2～3	b	5—1	c'
7—5	n	2—1～5	a	4—3	b	7—2—1～2	b	6—1	c
9—1	a'	3—1～3	a	4—4	a	7—4	b	6—2—1	c
9—2	a'	5—5	a	5—3～4	a	7—7	a	7—1—1～2	c'
9—4	n	6—3	a	7—3	a	7—8	b	8—2—1～3	c
9—5	n	6—4—1～2	b	8—6—1～4	b	8—1—1～3	c'	8—3—1～2	c
		6—5～6	a	9—3—1～2	b	8—1—5	c'		
		6—8	a	9—6*	b	8—2—4	b		
		7—6	a			8—4—2	c'		
		8—1—4	a			8—5—1～2	c'		
		8—4—1	a						
		8—7～9	a						
		9—7*	n						

指導区分：n 異常認めず
　　　　　a 要指導（a）
　　　　　b 要指導（b）
　　　　　c 要医療
　　　　　' 当該所見が1年以上続いている場合，区分を1段階下げる
*第5次循環器疾患基礎調査で新たに採用されたコード

〔日本循環器管理研究協議会編：循環器疾患の予防・管理・治療マニュアル．
保健同人社, 2003, p.109-110 より許諾を得て改変引用〕

塞（壊死）」，「心筋虚血」，「左室肥大ストレイン」の3項目を設けているが，これは単に心電図波形自体にこだわらず，年齢・性・問診を重要項目として臨床医の裁量をフルに活用した判定である．

　ところで近年，職場検診や地域検診に心電図検査が広く取り入れられているが，心電図所見は血圧値や尿の所見と違って循環器専攻の医師以外にはその臨床的意義づけがきわめてつけにくいものである．ことにアメリカの影響を大きく受けて心電図波形を客観的に分類する傾向がわが国でも多くみられ，たとえばミネソタコードの基準に従って分類されてしまうと，事後指導にそれをいかに活用するのか，とくに保健師にとっては悩みの一つでもある．

　近年，日循協の2003年心電図判定・指導区分（案）が紹介された[7]．これによると，心電図の異常と指導の程度が必ずしも1対1に対応しなくてもよいという考え方に立っている．その要点を表5に示した．ここで，不整脈（8コード）は上位2桁単位で二つ以上認められた場合は異常Cに区分されると申し合わせている．

　なおここでは，2000年の第5次循環器疾患基礎調査で新たに採用されたコー

ド9項目のうち，9―6（陰性 U）と9―7（右胸心）の2項目が取り上げられている．

これについての詳細は原著に委ねる．

実のところ心電図判読の難しさは，心電図の波形診断と臨床診断との対応が乏しく，心電図所見以外の臨床成績を十分に検討しないことには心電図波形の異常所見の臨床的な意味づけが不可能に近いところに問題がある．

実際に職場検診や集団検診で，「要注意」とか「要観察」とかいった通知が本人に渡されることが平然と行われているが，これはまったく不親切きわまりないことで，通知を受け取った本人自身はどう注意したらよいのか見当もつかないし困惑するだけである．元来，「要注意」とか「要観察」というのは健康管理をする医師自身に課せられる責務であって，これを被験者に押しつけるのはよくない．この「要注意」とか「要観察」という用語は，医療の場で医師が主導権を握っていた過去の時代に，肺結核対策で生まれた胸部 X 線所見の通達区分であって，このような権力的指導が現代社会に通用するはずはない．

期外収縮，第1度房室ブロック，房室結合部調律，房室解離をはじめ，Rv_5 電位増大，完全右脚ブロック，非特異的 ST・T 変化などがこういった通知で処理されるのは問題である．とくに，左室肥大，右室肥大，心筋虚血と通知されるに至ってはまったく言語道断である．

これら臨床的に問題のない被験者に対する通知は，「異常 Q」とか「ST 変化」でなくて，「心電図に多少の変化はあるが，病的意義はないので心配いりません」としたいものである．

ここで，実際に頻度の多い心電図波形診断が臨床的にどういう意味をもっているのかについて解説する．

I PQ 延長（ミネソタコード 6 ― 3）

心電図の PQ 延長以外に心臓病を推測させる所見が何もないとき，つまり胸部 X 線所見，聴診，問診，一般診察で異常がないときは，臨床的な病的意義はまずない．したがってこの所見をもって被験者を要注意と決めつけるのは誤りである．もし気にかかるのなら注意義務はむしろ医師の側にある．

この所見は実際には単なる迷走神経緊張状態の者にみられることが多い．つまり運動家，小児，神経質な人といったところである．安静時心電図が PQ 延長を示していようと，このような場合は運動負荷をかけると PQ 時間は正常化することが多いものである．ただごく少数例にこの所見が心臓病の徴候である場合がある．それは小児にあってはリウマチ性心筋炎であり，成人にあっては冠動脈性心臓病である．

リウマチ性心筋炎のときは房室結節付近に Aschoff 結節が発生しやすく，その

結果，房室伝導時間が長くなることがある．しかしこの場合は，心筋炎の反映として心電図のT波も同時に変化することが多いし，心電図以外にも心筋炎による臨床的徴候が伴っているはずである．

PQ延長が冠動脈性心臓病でも起こるというのは，房室結節への血流が右冠動脈の枝で支配されているからである．ただ実際に，右冠動脈にそれだけの病変がある場合には，同時に左冠動脈の硬化もあることが多いだけに，単にPQ時間の延長というパターンだけでなく，ほかにも多彩な心電図上の異常所見を伴っていることが多い．

なお，PQ延長（第1度房室ブロック）がさらに進展した波形異常が第2度房室ブロック（ミネソタコード6—2—1～3）であるが，集団検診で見つかるWenckebach周期を示すタイプの大多数は単なる迷走神経緊張亢進によるものである．これがAdams–Stokes症候群や急性心臓死に直結することはきわめてまれである．

II 期外収縮（ミネソタコード8—1—1～3または8—9）

8—1—1～3とは記録されている全心拍数の10％以上に期外収縮が混入しているものであり，それより数が少ない期外収縮は8—9として扱われる．

同じ期外収縮でも上室性のものは，これが進展してもせいぜい心房細動や上室性頻拍症へ移行するだけであり，そうなったとしても生命の救急状態ではないため，臨床医は危険視しないのが常識である．ただし心臓に病気があるためさらに重篤な不整脈へ移行しやすい場合は治療の対象となるが，心臓にとくに病的所見がなく，単に上室性期外収縮だけという場合，しかもそれが散発性の場合は，無視してよいものである．

これに対して心室性期外収縮については，これが頻発すれば心室性頻拍症となり，あるいは心室細動に移行すれば急性心臓死を起こすという点で問題がある．それにしても，心臓になんらの病気もない場合はまずこういった心配はいらない．

心室性期外収縮が心室細動へ移行するのは，心筋の興奮性が高まっている急性心筋梗塞とか急性心筋炎の場合であって，とくに心臓に病気がないときには，心室性期外収縮が急死の前兆となることはないというのが常識である．しかしこの点については，循環器病学の専門分野でも結論が出ていない．

ではどういうタイプの心室性期外収縮が心室細動へ移行しやすいかというと，期外収縮が二つ連続して発生したり，正常収縮と交互に出現したり，波形が変動する期外収縮（多源性）が発生する場合である．従来から，連結期が短くて先行するT波に重なって出現するタイプのもの（R on T現象）は危険視されてきたが，二つ以上連続発生したり多源性のものでないかぎり心室細動へ移動しにくい

こと，右室源性のものはまず悪質でないことなどが解明されてきている．また，同じ心室性期外収縮でも，運動負荷で増加するものは運動負荷で消失するものに比べ予後が悪いと考えられてきたが，必ずしもそうでない症例のあることがわかってきた．とくに心室性期外収縮のR波立ち上がりが急峻でないタイプが右室から発生した場合（Rosenbaum型；fat R wave）は，重篤な形に移行しにくいともいわれている．

つまり，一般論からすれば，期外収縮はそれが上室性であろうと心室性であろうと，9割までが心臓に病気をもっていない場合であり，集検時の心電図にたまたま記録された散発性の期外収縮は，よほどの理由がないかぎり要注意とするには当たらないもので，期外収縮が記録されたということだけで被験者を要注意扱いする必要はない．

Ⅲ 心室内伝導障害（ミネソタコード7―1～8）

脚ブロック自体は心拍出量にほとんど影響を与えない．これらのなかで完全右脚ブロック（7―2―1～2）という状態はかなりの頻度で発見されるが，その臨床的背景は正常心から病的心までいろいろである．ただし若年者で心電図の完全右脚ブロック所見以外には心臓に関する異常徴候がまったくないという場合は，とくに良性脚ブロックと異名がつけられているように，臨床的にはまったく病的意義がないものである．完全右脚ブロックのなかで問題になるのは，これが冠動脈性心臓病を基盤とした場合である．それは，右脚に血液を送っている主たる動脈が左冠動脈の前下降枝であり，この部の冠動脈硬化によって血流障害が起こると完全右脚ブロックが発生しうるからである．

完全右脚ブロックが一般に大した支障をもっていないのに対して，完全左脚ブロック（7―1―1～2）は心臓の器質的病変を基盤として発生することが多いだけに，臨床的意義は大きい．これが中年層以降にみられた場合は，一応，その背景を検討する必要がある．しかし集団検診でたまたま発見される完全左脚ブロックは，いわゆる良性脚ブロックのことが多い．

不完全右脚ブロック（7―3）は若年健康者にしばしばみられる反面，右室肥大の徴候である場合もあり，慢性肺疾患ことに肺結核にまれならず伴う所見であるが，心電図に7―3の所見があってもほかに臨床上の異常がないという場合は，心電図波形は異常であっても臨床的には病的意義はないと判断してよい．これに対して不完全左脚ブロック（7―6）は，左室肥大をはじめ心臓になにかしらの器質的異常がひそんでいる可能性がある．しかし集検で7―6の所見が見つかる頻度はきわめて少ない．

ところで，完全右脚ブロックと左脚前枝ブロックとが合併したものはAdams-Stokes症候群を起こす可能性があるとしてかつて警戒されたことがあるが，実

際には器質的心臓病を基礎として現れたものでないかぎり，あまり気にしすぎる必要はない．

Ⅳ　T波異常（ミネソタコード 5―1〜5）

　　T波の異常は非特異的な所見であって心臓自体に病変がなくてもしばしばみられるものである．ことにT波電位が単に低下しているという 5―4 とか 5―5 の所見は，臨床的に大した意味をもっていないことが多い．この程度のT波異常所見が老健法で要指導として取り上げられていることは，かえって誤解を招くもとでもある．ところでT波が陰性で −5.0mm 以上も深い場合（5―1）は心臓になんらかの器質的病変を伴うことが多いが，−5.0mm に満たない陰性T（5―2）がみられても，一概に病的と断定できない場合が多い．これらの所見は問診をはじめとし得られたデータすべてを総合的に検討してこそ，はじめて臨床的意義づけが可能なのである．5―2 や 5―3 の所見は心電図波形上の変化としては目立つだけにミネソタコードでは中等度のT波異常として取り上げており，高血圧重症度分類にも採用されている．つまり日循協の高血圧判定基準では重症度 3 に，東大第 3 内科の高血圧重症度判定基準では重症度 2 にランクされている．

　　こういった非特異的心電図波形の所見を，臨床的意味づけの検討なしに分類し，それを高血圧患者の事後指導の参考にしようという試みは学理的に無理がある．心電図の非特異的変化が予後に大きく影響しているという Framingham 調査は古くから知られているが，それは集団として扱った場合であり，個々の患者の事後指導に適用できるものではない．つまりミネソタコード 5―2 という心電図所見があった場合，これをどのように指導するのかは，事務的に決められるものではなく，循環器病学専攻の医師が診断したうえで慎重に検討してこそ決められる事柄である．

Ⅴ　ST異常（ミネソタコード 4―1〜4）

　　心電図のST変化は心筋虚血の診断にきわめて重要な所見である．なんら自覚症状をもたない場合でも，心電図に心筋虚血を暗示する波形異常が示される場合は，潜在性の虚血性心疾患として扱うというのが従来の常識であった．ところが，冠動脈造影検査により冠動脈の形態を直読できるようになった今日，この考え方が必ずしも正しくないことが明らかにされ，安静時の心電図所見は，虚血性心疾患との対応が従来考えられていたほど的確なものでないというのが現在の常識になっている．

　　つまり，狭心症や心筋梗塞を起こしかねないほどの冠動脈病変が存在していても，心筋の酸素需要量があまり大きくない安静という条件下では，心電図にまっ

たく異常を示さないとしても不思議はないが，心筋虚血でもないのに安静時の心電図がまったく心筋虚血に酷似した波形を呈する場合が少なからずあることがわかってきた．

現在の考え方では，問診で狭心症発作がないかぎり，安静時心電図のSTに多少の異常があってもこれを虚血性心疾患と診断するわけにはいかないということである．したがって集団検診で記録された安静時心電図のST所見は，問診と照らして判断を下す必要がある．実地臨床で心筋虚血診断の手がかりは，運動負荷をかけて，狭心症の既往をもつ例ではSTが1.0mm以上下降すること，狭心症の既往がない場合には2.0mm以上下降する所見である．

つまり，安静時の心電図ではST下降所見をすべて虚血性心疾患と評価できないところに大きな問題がある．図55（131頁）は群馬県農村の集検においてST下降を示すもののうち，従来の考え方なら心筋虚血と診断されがちの所見（4—1〜3）を呈した者の出現頻度を示したものである．ここで不合理に気づくのは，虚血性心疾患は男性に多いはずなのに，この所見がむしろ女性に圧倒的に多い点である．男性よりも女性にST異常が多いことは都市集団より地域集団に目立つ現象である．

ところでST異常は正常血圧群に比べ高血圧群に多くみられるが，肥満度別にみると女性ではむしろ肥満者に頻度が少ない．元来，虚血性心疾患は肥満者に多発するのが常識であるから，この現象をみて気がつくのは，安静時心電図でのST異常は虚血性心疾患を意味しているのではないという事柄である．

このような心筋虚血に似て非なる状態は，とくに女性に多く，高血圧，低カリウム血症，過呼吸症候群，神経循環無力症に目立つものである．

以上のことから，安静時心電図にST異常所見があるからといって，これを虚血性心疾患として扱い，あるいはさらに治療と称して投薬を行うのは当を得た話ではない．ST異常所見は高血圧症の重症度分類の参考資料として採用されているが，事後指導においてこれらを一律に病的と決めつけるのは慎重を要する問題である．

Ⅵ 地域集団検診におけるミネソタコードの出現頻度

実際の循環器検診に当たって，ミネソタコードのうちどの項目が，どの程度の頻度でチェックされるのかについては，集団の違いにより成績も変わってくる．たとえば，高血圧の出現頻度が高い地域集団と，入社時に健康者を選りすぐった会社や事業所の集団とでは，その成績に相違があっても当然であるが，同じ高血圧症でも，心電図の3—1（左室肥大型）所見は都市住民より地域住民に頻度が高いし，健康女性にまれならずみられる虚血型心電図は，都市に比べ地域では圧倒的に多い．また集団の年齢構成によっても，男女構成比の違いによっても当然

表6　ミネソタコード出現頻度（旧コード）

ミネソタコード		男（40〜69歳）				女（40〜69歳）			
		総計 2,466名		正常血圧 554名		総計 3,753名		正常血圧 1,053名	
	1–0	340	13.7%	106	19.1%	737	19.6%	269	25.5%
Q・QS	1–1	9	0.3%	1	0.1%	7	0.1%	1	0.0%
	1–2	16	0.6%	3	0.5%	28	0.7%	3	0.2%
	1–3	53	2.1%	12	2.1%	54	1.4%	7	0.6%
軸偏位	2–1	77	3.1%	10	1.8%	56	1.4%	17	1.6%
	2–2	2	0.0%	1	0.1%	3	0.0%	2	0.1%
	2–3	31	1.2%	11	1.9%	20	0.5%	8	0.7%
	2–4	2	0.0%	0		3	0.0%	1	0.0%
	2–5	1	0.0%	1	0.1%	3	0.0%	0	
高いR	3–1	796	32.2%	121	21.8%	522	13.9%	72	6.8%
	3–2	5	0.2%	0		16	0.4%	7	0.6%
	3–3	430	17.4%	70	12.6%	512	13.6%	87	8.2%
ST	4–1	25	1.0%	1	0.1%	26	0.6%	0	
	4–2	37	1.5%	3	0.5%	84	2.2%	10	0.9%
	4–3	35	1.4%	1	0.1%	106	2.8%	6	0.5%
	4–4	114	4.6%	12	2.1%	273	7.2%	41	3.8%
T	5–1	10	0.4%	0		5	0.1%	1	0.0%
	5–2	64	2.5%	5	0.9%	182	4.8%	30	2.8%
	5–3	98	3.9%	8	1.4%	229	6.1%	22	2.0%
	5–4	71	2.8%	6	1.0%	161	4.2%	22	2.0%
	5–5	201	8.1%	21	3.7%	452	12.0%	95	9.0%
房室伝導障害	6–3	44	1.7%	12	2.1%	36	0.9%	12	1.1%
	6–4	9	0.3%	2	0.3%	4	0.1%	2	0.1%
	6–5	22	0.8%	6	1.0%	71	1.8%	24	2.2%
心室内伝導障害	7–1	0		0		6	0.1%	0	
	7–2	46	1.8%	6	1.0%	42	1.1%	13	1.2%
	7–3	75	3.0%	14	2.5%	84	2.2%	32	3.0%
	7–4	3	0.1%	2	0.3%	2	0.0%	0	
	7–5	77	3.1%	18	3.2%	66	1.7%	18	1.7%
	7–6	1	0.0%	0		0		0	
不整脈	8–1	21	0.8%	9	1.6%	44	1.1%	16	1.5%
	8–3	21	0.8%	3	0.5%	11	0.2%	2	0.1%
	8–6	3	0.1%	1	0.1%	3	0.0%	1	0.0%
	8–7	41	1.6%	0		134	3.5%	15	1.4%
	8–8	124	5.0%	39	7.0%	74	1.9%	24	2.2%
	8–9	63	2.5%	13	2.3%	113	3.0%	26	2.4%
雑	9–1	3	0.1%	1	0.1%	7	0.1%	6	0.5%
	9–2	68	2.7%	15	2.7%	7	0.1%	1	0.0%
	9–3	43	1.7%	10	1.8%	52	1.3%	7	0.6%
	9–4–1	800	32.4%	210	37.9%	1468	39.1%	470	44.6%
	9–4–2	248	10.0%	42	7.5%	343	9.1%	71	6.7%
	9–5	476	23.3%	143	25.8%	25	0.6%	6	0.5%

違った成績が得られるであろう．

　それはそれとして，群馬県農山村の集団検診で，40～69 歳の男 2,466 名，女 3,753 名の心電図をミネソタコード分類したのが**表 6** である．

　著者らはコードしうる 1～9 項のすべてがないものを 1―0 として扱っているが，この 1―0 の頻度は全体の 20% たらずしかなく，大多数がなんらかの異常コードにひっかかっていることがわかる．これは当事者にとってまったく困惑もいいところであろうが，その大きな原因は 9―4―1 の出現頻度が 30～40% 近くを占めている点にある．この数字は 9―4―1 単独でなく他の異常コードと共存する場合も含んだものであるが，それにしても，集団の大多数が心臓病をもっていないという医学的通念とは大きなギャップがある．

　ところが結論から先にいえば，これでよいのであって，それだけミネソタコードは，あら捜しをしているという意味である．

　ところで次に出現頻度の高いのは 3―1 と 3―3 である．これは左室肥大を暗示する所見であるが，元来，米国人を対象とした左室肥大の診断基準は，体格が欧米人並みに達していない日本人にとって，偽陽性例が多い点に留意する必要がある．図 49-A（111 頁）は血圧別に 3―1 の出現頻度をみた成績である．ここでは，現在の血圧値が正常範囲にあっても高血圧治療中であるものは高血圧群として扱っている．これによると，血圧が正常であるのに 3―1 コードを示すものが，とくに男性で 40～59 歳の 15% 弱を占めている．このことは集検結果を被験者本人に通知するに当たって慎重を要する問題点である．それは，心電図の 3―1 所見を左室肥大と直訳し，要注意という臨床レベルの判定を下されるケースがあるからである．このものが真の左室肥大か偽陽性所見であるかの手がかりは，問診，診察，胸部 X 線所見，体格などを総合的に検討してはじめて判断されるものであり，その確認には超音波心臓検査（UCG）を必要とする．

　次に目立つ異常コードは，臨床的意義がほとんどない 9―4―2 である．そして男性では 9―5 コードが 20% 近くに達している．

　ところでミネソタコードのなかには，男性に出やすいものと女性に出やすいものとがある．とくに男性に頻度が大きいコードは，2―1，2―3，3―1，3―3，6―3，7―2，7―5，8―3，8―8，9―2，9―5 であり，女性に頻度が大きいコードは，4―3～4，5―2～5，8―7，9―4―1 である．つまり，高い R は男性に出やすく，非特異的 ST・T 変化は女性に出やすい点に留意しなければならない．また増高 T 波は圧倒的に男性に多く，男性に特有の所見である．

6 正常波形

　健康者の顔つきが千差万別であるのに似て，正常心電図のパターンも決して画一的なものではない．つまり心電図の各波形が，電位にせよ幅にせよ，正常範囲とみなされるレンジは広い．ところが従来の心電図学書は，典型的な正常心電図を正常例として紹介しているため，これを正常の尺度として多数の心電図を判読する際は，P波やQRS棘の凹凸が気になって，臨床的には意義のないところまで波形にこだわる誤りをおかしかねない．とくにST・Tの多彩な正常パターンを心筋虚血と誤診したり，T波電位の正常範囲内の低下を異常と誤診する場合が少なくない．

　ここでは，心電図の正常波形がどういう点を基盤とし，どの程度の変化までは正常範囲とみなすのかについて解説する．

Ⅰ　P波

　P波は心房の興奮によって生ずる電位である．同じ心房の興奮でも，心房細動の際はこれをf波，心房粗動のときはF波と呼んでいる．

　ところで，正規の心房興奮は静脈洞結節に接した部位から始まる．つまり右房が最初に興奮を始め，これが心房中隔を経て左房へと興奮が伝搬されるが，左房の興奮中に右房の興奮は終了するものである．

　したがって心房の興奮は，前額面では左下へ向かい，その結果，Ⅰ，Ⅱ，aVFのPは常に上向きであり，aVRのPは常に下向きである（図26-a）．ところがⅢでは，Pベクトルが垂直に近い関係で，心臓の位置が垂直位の方向へ近づくほど陽性で電位も増高するが，水平位に近づくと下向きのパターンを呈する（図26-b）．

　aVLのP波も心臓の位置に影響を受けやすく，Pベクトルが60°（Einthoven三角の第Ⅱ誘導辺と平行）のときはPaVLは平坦であり，垂直位に近づくほど陰性度を増す．

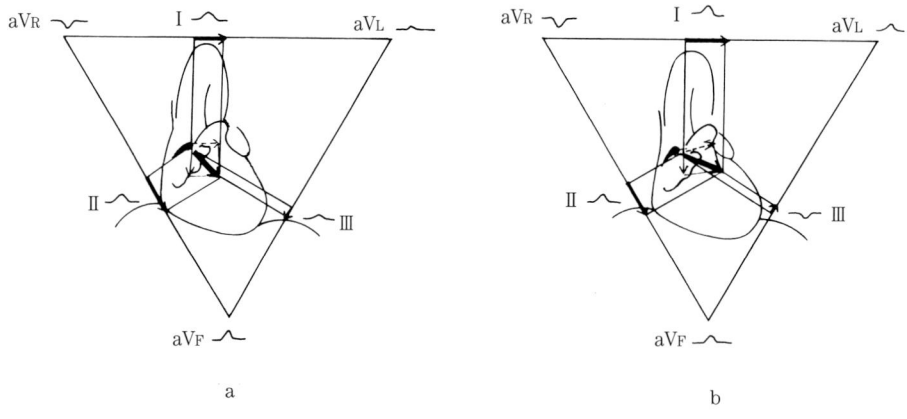

図 26 心房興奮（前額面）

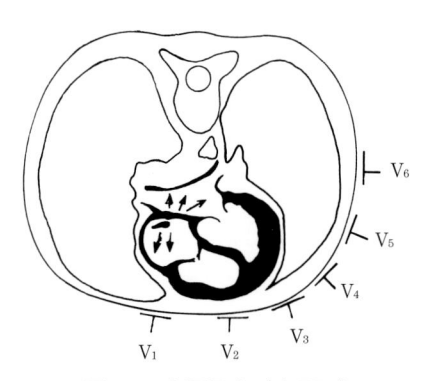

図 27 心房興奮（水平面）

　つまり，肢誘導における正常 P 波は，Ⅰ，Ⅱ，aVF では常に陽性で，aVR では常に陰性であるが，Ⅲ や aVL では陽性であったり陰性であったりするということである．
　心房興奮を水平面で眺めると（図 27），最初に興奮する右房の興奮ベクトルは前方へ進み，続いて起こる左房の興奮は後方へ向かう．左房の興奮期にあっても右房が興奮を終了していない間は，右房に近い V_1, V_2 の電極は右房の影響をより大きく受けるから，V_1, V_2 の P は陽性であり，右房の興奮が終了した後も，後方へ向く左房興奮のベクトルをほとんど感知しない．したがって，正常の P_{V_1}, P_{V_2} は陽性相だけにみえる．しかし目をこらしてみると，V_1, V_2 で P が陽性相に続き陰性相を伴う所見は往々みられ，時に明らかな±型の P 波を呈する例も少なからずある．これは異常所見ではない．
　V_1, V_2 にみる 2 相性 P 波は，左房肥大や左房負荷にもみられるが，左房肥大の診断には全体としての P 幅が 0.12 秒以上に及んでいる条件が必要だし，運動負荷後の P_{V_1}, P_{V_2} における陰性相の出現が左室心筋虚血に由来する左房負荷の反映という考え方はあるにせよ，安静時心電図の P 波所見だけから心筋虚血を

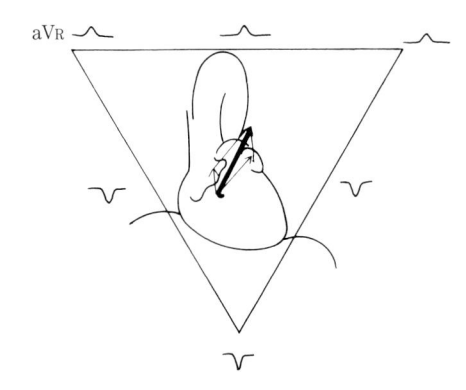

図 28　逆行性心房興奮

推測するのはいきすぎである．
　P波は必ずしも円滑な丘状波形ではなく，正常でも多少の凹凸がみられる．これが2峰性にみえたにせよ，P波全体としての幅が0.12秒未満である場合は正常所見とみなして支障はない．
　ところで同じ誘導に記録された数心拍のP波を比べてみると，それぞれの電位や形がわずかながら違っていることがあるが，これも正常所見とみなしてよい．たとえば第Ⅲ誘導は，前述したように，Pベクトルの方向がわずかにずれただけで，陽性を呈したり陰性を呈したりする．この所見は心電図記録中の呼吸による心臓の位置変動の反映で，異常所見ではない．
　P波電位は胸壁誘導よりも肢誘導のほうが大きいが，どの誘導にせよ2.5mm以上でないかぎりあまり気にかける必要はない．P波電位の増高は，病的にせよ正常にせよⅡ，Ⅲ，aVFにみられるが，垂直心では健康者でも肺性Pに酷似した尖鋭な高いP波がみられることがある．これを肺性Pと鑑別するにはP電位が2.5mmに満たないことに注目すればよい．
　以上は，正常洞調律の際の正常P波所見であるが，心房自体に異常がなくても，刺激生成（ペースメーカー）の部位に異常があるとP波の向きに変化が起こる．
　たとえばペースメーカーが心房下部や房室接合部にあると，Ⅱ，Ⅲ，aVFのPは陰性，aVRのPは陽性となる．これは心房興奮が下→上へ向かうからである．P_1の所見は，ペースメーカーが房室接合部にあるときや右房下部にあるとき（図 28）は陽性であるが，前額面で左→右へ向かうとき（左房調律，coronary sinus rhythm 例の一部）P_1は陰性である．
　ところで，Ⅱ，Ⅲ，aVFでP波が陽性→平坦→陰性→平坦→陽性という具合に変動している例が時にみられる．これは洞調律ではあるが，ペースメーカーが静脈洞結節の頭部から尾部へ逐次移動し，再び逐次頭部にもどるという現象と考えられており，心電図波形としては異常であろうが，臨床的には病的意義をまった

くもっていない所見である．

なお胸壁誘導のPはV₁〜V₂で明瞭に記録されるのに，V₅〜V₆では電位がきわめて小さいことが往々にある．これはV₅〜V₆の電極が心房から遠ざかっている理由による正常所見である．

II PR部

PR部とは，P波の終末点からQRSの起始部までの部分で，心房筋の再分極が行われている時相である．つまり，心室筋のST・Tに相当する．一般にPR部は基線と一致するものであるが，時に上昇し時に下降することがある．

前者の代表は心房筋の梗塞や心膜炎であり，後者の代表は右房肥大による陰性Ta波の影響であるが，これらはPR部の異常所見だけでなく他にも特異的異常波形が示されているはずである．実際に頻度の高いPR部異常所見はP波の起始部がU波の上にのっているための見かけ上のPR部下降である．

ということは，日常の心電図判読にあたってPR部の所見をいちいちチェックする必要はないという結論になる．

III PQ（PR）時間

PQ時間とはP波起始部からQRS起始部までの時間で，房室伝導時間とも呼ばれる．房室伝導時間というと，心房の興奮が心房と心室の接点を通過するのに要する時間と誤解されがちであるが，実は心房の興奮開始から心室固有心筋の興奮開始までというわけで，静脈洞結節にもっとも近い心房部位から房室結節・His束・心室内Purkinje線維を経て心室の固有心筋に達するまでの長い経路を通過する時間である．

ところで，房室伝導時間の大部分は心房・His束間で費やされ，His束心電図でみると，AH時間は60〜140msec，HV時間は35〜55msecである．そして洞調律におけるPQ時間の正常範囲は0.12〜0.21秒である．一般に本邦の医師はPQ時間延長の判定に厳しく，0.20秒程度でも異常と判断する傾向があるが，国際的には0.22秒以上をPQ延長とする考え方がとられている．

IV QRS

QRSは心室筋の脱分極の反映であるが，QRSの起始部は鋭く始まるのに対し，その終末部はSTとの境界が不鮮明なことが往々にある．ことに胸壁誘導でこの傾向が大である．これは，全心室筋の脱分極が完全に終了する前に一部の心室筋で再分極が始まることによる．つまり，QRSの終了部とSTの起始部が互いに重

なり合うという現象が起こるからである．

　このことは，QRS 幅の測定に支障をきたす問題であるが，QRS 幅の測定は一般に全 12 誘導のうちもっとも幅広い値をもって代表することになっている．これは，QRS 幅が狭いことより広すぎることに病的意義があるからであるが，もっとも幅広く見える QRS というと V_2，V_3 の所見である．しかし V_2 や V_3 の QRS は QRS 終末部が ST 起始部と重なりがちで，実際より長めに QRS 幅を測定しがちなところから，ミネソタコードでは QRS の終末部が比較的明瞭な肢誘導で QRS 幅を測定する申し合わせがなされている．

　QRS 幅の正常範囲は 0.06～0.10 秒とされているが，実際には右脚ブロックや左脚ブロックのパターンを呈していないかぎり，0.12 秒（記録紙の方眼で 3 コマ）までの幅なら，いちいち測定する必要はない．

　QRS が全体として上向きか下向きかという，ごく大ざっぱなパターンは，胸壁誘導において一定の傾向をとっている．つまり，V_1～V_3 は R で始まり Q がない．しかも R 電位は V_1 がもっとも低く，V_2，V_3，V_4 と進むにつれ順次増高し，一般に V_4 の R がもっとも高い．時に V_1 で R がなく QS と呼ばれるパターンを示すことがあるが，V_1 だけの QS パターンは異常所見ではない．

　これに対して S 波は V_1 あるいは V_2 がもっとも深く，V_3，V_4，V_5 と進むにつれ順次浅くなり，V_5，V_6 では S 波がほとんど消失する場合が多い．

　そして R/S 比は V_1 がもっとも小で，V_2，V_3，V_4 と進むにつれ順次増大する．

　なお V_5，V_6 誘導では小さな Q 波がしばしばみられるものである．これは心室興奮の初期に興奮が心室中隔を左→右へ進む現象の反映で，Q 幅は 0.03 秒に達せず，深さも 2.0～3.0mm 程度にとどまる．

　QRS 全体の振幅は V_2，V_3，V_4 あたりがもっとも大きい．これは主として電極と心臓との距離による影響である（**図 29**）．ことに肺気腫の場合は，電極と心臓との間に電気の不良導体である空気がいっぱいたまった肺が介在するから，V_5，V_6 の QRS 電位はきわめて小さく記録されるものである．

　肢誘導の QRS については，aV_R で常に下向きであるが，他の誘導では軸偏位によって，上向きになったり下向きになったりする．しかしこれは心室筋自体の異常所見ではない．大きな軸偏位がない場合には，Ⅰ，Ⅱ誘導の QRS は上向き

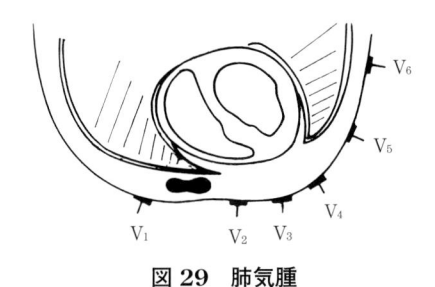

図 29　肺気腫

であるが，Ⅲ，aVL，aVF は方向が一定していない．

　正常者でも肢誘導で小さな Q 波がみられる．Q 波とは QRS 起始部が陰性で始まるときの名称であるから，aVR はほとんどの症例が Q 波で始まる．しかし aVR の Q 波は他の誘導の R に相当する時相であるから，aVR の Q は無視してかかってよい．

　肢誘導における Q 波は垂直心ではⅢ，aVF に，水平心ではⅠ，aVL に現れやすい．しかしⅢ誘導を除いては Q 幅は 0.03 秒に満たないものである．Ⅲ誘導では正常 Q 幅が 0.04 秒に達することもあるが，この際も aVF の Q 幅は狭いままにとどまる．

　胸壁誘導の QRS パターンに関しては，移行帯という概念がある．これは R 電位と S 電位が等しくなる誘導部位を意味しているが，通常は V_3 近辺に存在する．移行帯は心長軸の反時計方向回転で右へずれ，V_2，時に V_2 よりさらに右へずれることもあり，時計方向回転では左，つまり V_4 や V_5 へ向かってずれるものであるが，病的に R 波や S 波が増大した場合は，単なる心長軸の回転と解釈するわけにはいかない．

　いずれにせよ，心電図の変化が移行帯のずれだけで，それ以外に異常を示す所見がないという場合は，正常所見とみなしてまず支障はない．むしろ移行帯の多少のずれを意味づけようとする前に，はたして電極が正しい位置に着けられていたのか否かを検討することが必要であろう．

　近接様効果（intrinsicoid deflection）とは，QRS のはじまりから，頂点に達した R 波が急に下降し始めるまでの時間で，正常限界は V_1，V_2 で 0.035 秒，V_5，V_6 で 0.045 秒とされている．しかし実際には，いちいち計測する必要はない．

　なお QRS に多少の凹凸がみられることがある．これらは心室内の興奮伝搬が円滑でないことを意味するが，脚ブロックの所見でないかぎり無視してかかってよい．

Ⅴ ST-J 点および ST 部

　ST は，QRS と ST との接合点（J 点）と J 点から T 波へ移行する部分の ST 部に分けて観察されるものである．一口に言えば，心室筋の脱分極の終末部から再分極開始までの時相であるが，QRS 幅の項で述べたように，一部の心室筋の脱分極が完全に終了する前に他部の心室筋で再分極が始まるところから，J 点の決定は容易でないことが多い．

　しかし実際には，ST 部が上り坂であれば，J 点近辺が基線より 1.0mm 以上下がっていないかぎり，J 点の決定にこだわる必要はない．

　ST 部はとくに右前胸壁誘導で基線より上昇を示すものである．そしてこれが，V_1〜V_4 で 2.0mm まで，aVR を除くそれ以外の誘導で 1.0mm までの上昇なら，正

常所見と判断してよい．もちろんそれ以上の ST 上昇がみられたとしても，ただちに病的と考えるわけにはいかない．

　わずかな ST 上昇が大した病的意義をもっていないのに対し，ST 下降のもつ意義は重大である．したがって J 点が基線から下がっていない場合でも，ST 部の下降は一応異常所見としてチェックされる．ただしこの ST 異常パターンが病的か否かの判断は，他の臨床所見と総合的に検討したうえでなされるものである．

Ⅵ　T 波

　T 波は心室筋の再分極の反映である．正常 T 波は，肢誘導のⅠ，Ⅱ誘導で上向き，aV_R 誘導で常に下向きである．Ⅲや aV_F 誘導では上向きだったり下向きだったりするが，aV_F では QRS が上向きのとき T が－1.0mm 以上も陰性になることは，まずない．また aV_L では，R 波が 3.0mm 以上を示す場合に T 波が－1.0mm 以上の陰性を呈することは，まずない．しかし aV_L や aV_F で QRS が下向きのときは，－1.0mm 以上の陰性 T 波であっても，ST 上昇・冠性 T のパターンを示さないかぎり正常所見とみなして支障はない．

　ところで胸壁誘導の T 波は，V_1 で陰性を示すことが少なくないが，V_2 から V_6 にかけては同一誘導における R 波の高さに応じた陽性波を呈するものである．つまり，V_3 の R は V_2 の R より高いから，V_3 の T は V_2 の T より電位は大であり，R 電位が最高を示す V_4 の T 電位がもっとも大である．

　しかし時には V_2 の T も陰性を示すことがある．その場合，V_1 の T は必ず V_2 の T よりさらに深い陰性 T を呈しているはずである．症例によっては V_1 から V_3 にかけて陰性 T を示すことがあるが，その陰性度は V_1 より V_2 が，V_2 より V_3 が浅いはずである．この右前胸壁誘導における陰性 T は若年者にしばしば見受けられるところである．

　ところで V_1 から V_3 にかけて T 波が陰性を示すという，いわゆる若年型の所見は，白人よりも黒人に頻度が高いとされているが，本邦にあっては女性にこのパターンを示す例が多い．しかしこの所見は非特異的なもので，正常でも病的状態（貧血，甲状腺機能低下，低カリウム血症，右室負荷）でも呈しうるから，V_1 の陰性 T は正常範囲の変化と認めても，V_2 や V_3 まで陰性 T が続いているときは一応チェックしておき，その臨床的意義は次の段階で検討するという方式をとればよい．

　また T 波は 2 相性を示すことが少なからずある．この際，±型の 2 相性 T は健康者にも多くみられる所見であり，±型の場合は陰性相が－1.0mm 以上の深さを示したときを異常とチェックするが，∓型の 2 相性 T は，陰性相が 1.0mm に達していなくても，一応はチェックされるものである．

VII 電 気 軸

電気軸は前額面の所見，つまりⅠ，Ⅱ，Ⅲ誘導のQRSの態度で判定する．理論的にはBurger三角を基礎とした座標での計算成績が適正であるが，通常はEinthoven三角を便宜上用いている．その計算法は，一般にⅠ誘導とⅢ誘導の所見からなされるが，この二つの誘導における上向き振れ（R）と下向きの振れ（QおよびS）の和によって決定される．

しかし実際的には，いちいち電気軸を計算する必要はない．正常軸は0°～+90°とか-30°～+90°というところに狙いが定められているから，**図30**および**表7**に示したように，Ⅰ，Ⅱ，Ⅲ誘導（標準肢誘導）のうちⅡ誘導でRとQおよび

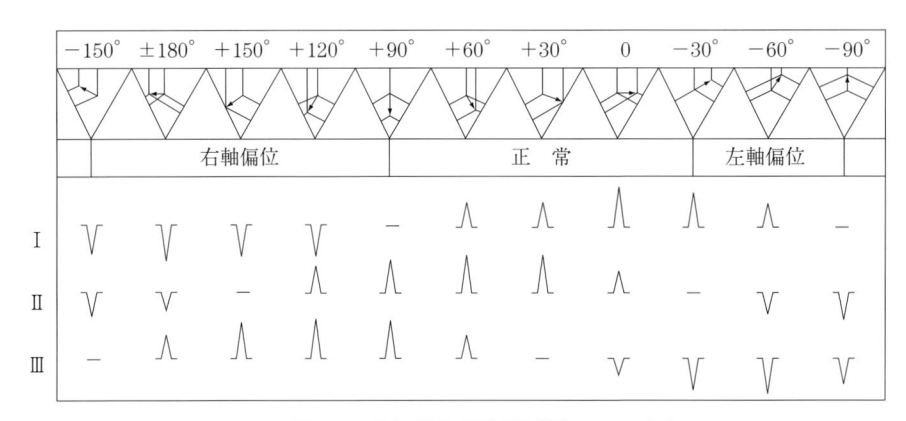

図30 電気軸と標準肢誘導のQRS方向

表7 QRS軸の目測

コード	誘導軸	Ⅰ*	Ⅱ*	Ⅲ*	備 考
	-150	↓	↓	∽	-Ⅰ=-Ⅱ
2-4	-120	↓	↓	↓	-Ⅰ=-Ⅲ
	- 90	∽	↓	↓	-Ⅱ=-Ⅲ
2-1	- 60	↑	↓	↓	Ⅰ=-Ⅱ
	- 30	↑	∽	↓	Ⅰ=-Ⅲ
	- 0	↑	↑	↓	Ⅱ=-Ⅲ
	+ 30	↑	↑	∽	Ⅰ= Ⅱ
	+ 60	↑	↑	↑	Ⅰ= Ⅲ
2-3	+ 90	∽	↑	↑	Ⅱ= Ⅲ
2-2	+120	↓	↑	↑	-Ⅰ= Ⅱ
	+150	↓	∽	↑	-Ⅰ= Ⅲ

*：QRSのおもな上向き下向きの振れの代数和

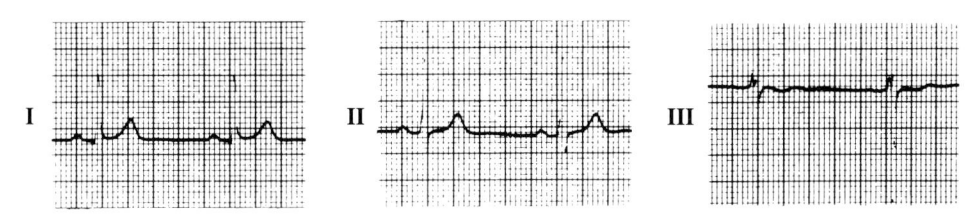

図 31 ⅠとⅡによる電気軸とⅠとⅢによる電気軸は計測値が異なる

Sの和がゼロでⅠが上向きなら－30°，Ⅰ誘導でRとQおよびSの和がゼロでⅡ，Ⅲが上向きなら＋90°であり，Ⅱ誘導のプラス値とⅢ誘導のマイナス値が等しい場合は±0°であるということで，大ざっぱには電気軸が正常かどうかの判断はつくものである．

ところで，Einthoven 三角にせよ Burger 三角にせよ，導体内に任意にとった三点の電位を ψ_1，ψ_2，ψ_3 とし，三つの誘導に現れる電位差を e_1（$\psi_2-\psi_1$），e_2（$\psi_3-\psi_1$），e_3（$\psi_3-\psi_2$）とすると，$e_2 = e_1 + e_3$ となる．このことは心臓の起電力ベクトルの大きさをEとしたとき，ベクトルEが三角形の各辺に投影した電位差はⅡ＝Ⅰ＋Ⅲの関係が示されることを教えている．しかし，実際の心電図から電気軸を計測するときには，こうはきれいにいかない．

図 31 に示す心電図から電気軸を計測する際，Ⅰ誘導とⅡ誘導との関係で得られる値はほぼ＋30°であるが，Ⅰ誘導とⅢ誘導から求めた電気軸は極端に違う値が得られるはずである．図のⅢ誘導ではRにノッチがあるパターンであるが，R頂点までの電位からS電位を引いた値（－0.8mm）を用いようと，これをRR′とみなしてR電位とR′電位を加えたものからS電位を引いた値（－0.6mm）を用いようと，ⅠとⅢの関係で得られる電気軸は0°よりさらに左方を向いている．

実際には前述したように，Ⅱ誘導でR≒SのときはⅠとⅡから電気軸を求め，Ⅲ誘導でR≒SのときはⅠとⅢから電気軸を計測しているが，これはあくまでも便宜上の行為である．QRSのおもな上向き下向きの振れの代数和から計測される電気軸は，ⅠとⅡの関連で求めた値とⅠとⅢの関連で求めた値とが大きく違うことがしばしばあることを念頭におく必要がある．

Ⅷ QT 時間

QT時間とは心室の電気的収縮（ventricular electrical systole）とも呼ばれ，QRS起始部からT波終末部までの時間である．しかしQT時間の測定は必ずしも容易ではない．これはT波の終末部が不鮮明であるためであるが，とくにT波が終了していないのにU波が現れ，T波が基線へもどれない場合や，T波が平低な場合は，QT時間の計測値は不正確になる．したがって実際の測定には，全誘導のうちT波終末部が比較的はっきり識別できる誘導で測るのがよい．

図32　QT計測用スケール

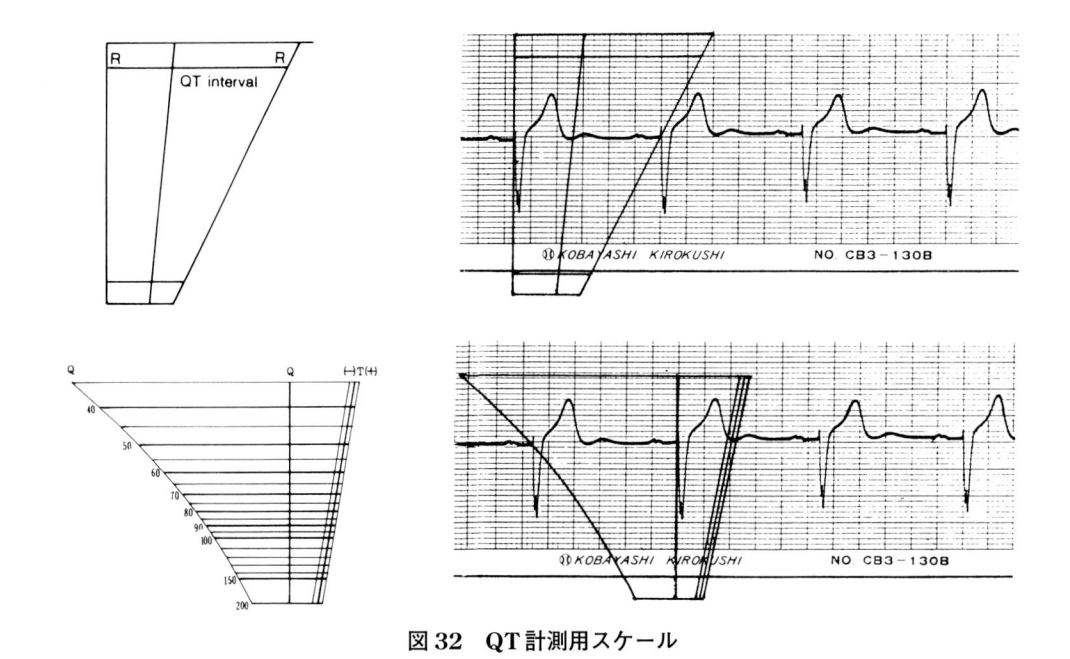

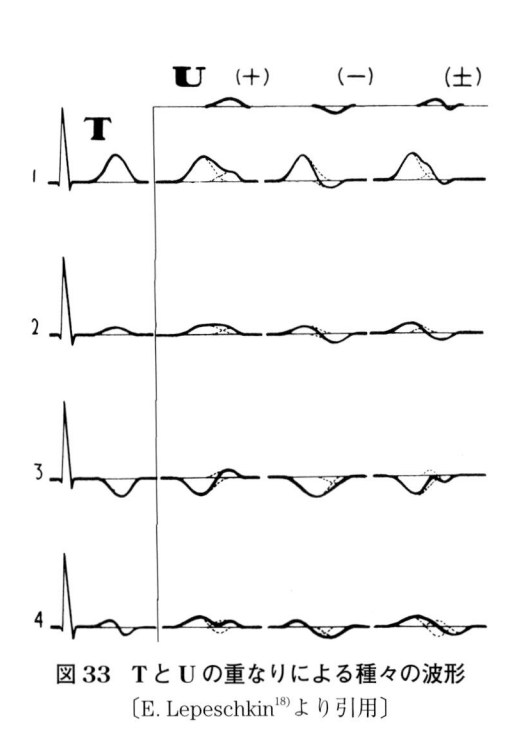

図33　TとUの重なりによる種々の波形
〔E. Lepeschkin[18]より引用〕

　QT時間が正常か否かを判定するには二つの方法がある．その一つは実測値をQT正常値表〔Ashman[17]，Lepeschkin[18]，Simonsonら[19]〕と比較する方法である．もう一つはQTの実測値を先行するRR間隔の平方根で除した値（QTc）が，男性で0.39秒，女性で0.41秒以内[20]．あるいは男性で0.42秒，女性で0.43秒未

満[21]なら正常とする考え方である．

しかし，集団検診の際はもとより，実地臨床の場にあっても QT 時間をいちいち測定するのは煩わしい．この点は，QT 計測用スケール（**図 32**）を利用するのが簡便である．

IX U 波

U 波の成因については，心室筋の後電位（afterpotential）とも[22] Purkinje 線維の再分極とも[23]論じられているが，臨床的意義についても定かではない．

健康者にみられる U 波は T 波と同方向で，U 電位は T 電位とほぼ平行し，T 波の 5～25％である．しかし若年者では V_1～V_3 で T が陰性なのに U が陽性である場合がある．一般に U 波は V_1～V_3 に出やすく，ことに若年者では U 波が顕著であるのがむしろ特徴的である．U 波が T 波と重なると異様な T 波として観察されるが，これを**図 33** に示す．

7 正常心の場合にもみられる異常波形

　これまでに述べてきた正常心電図は，誰もが正常と判断する典型的な正常パターンの紹介である．ところが，そのほとんどが臨床的な病的意義をもっていないのに，典型的パターンでないため，異常と判断を誤られがちな場合がいくつかある．

I　V_1 の 2 相性 P，陰性 P

　V_1 で±型 2 相性 P を示すことはままある．これは心臓の位置変化によって，左心房の興奮ベクトルが水平面で左後方へ向かったときにみられる．極端な場合は，V_1 で P が下向きを呈することもある（**図 34**）．しかし V_2 では，P が 2 相性を示すことはあっても，まったく下向きとなることはまれである（図 34-B）．
　また横隔膜低位のため，V_1，V_2 の導子が心臓に対し相対的に高い位置にあると，V_1，V_2 で陰性 P を呈することがあるが，このときは QRS も T も陰性となることで位置異常と判断できる．

II　尖鋭な P

　垂直心では，Ⅲや aV_F の P が高く尖鋭となる．また，心拍出量増加や交感神経緊張でも P 電位は高くなる．これは洞頻脈や運動負荷時にみられるが，P 電位が 2.5mm 未満であることで肺性 P と鑑別する．
　ここで注意を要するのは P 電位の測定法で，陽性 P は P の直前で基線の上縁から P 頂点の上縁までを P 電位とする．P 電位が高くなると Ta も深くなるので，P の終了部の基線から P 頂点までを測ると，実際の値より高めに評価するという過ちをおかす．たとえば，**図 35** の P 電位は 2mm であるが，PR 基線を基準とした誤った測定をすると 3mm と評価してしまう．

A：62歳，男性　　　　　　B：57歳，女性

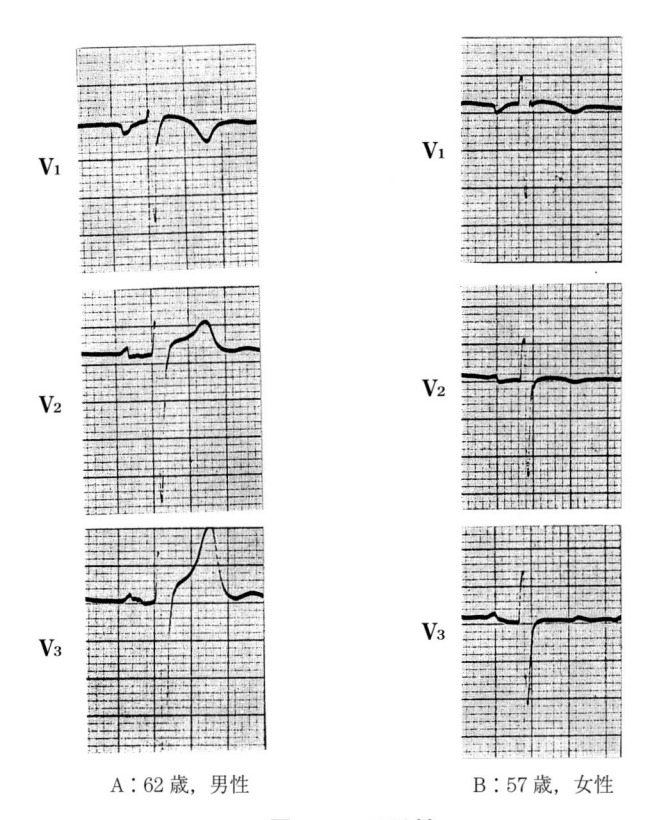

図 34　V₁の陰性 P

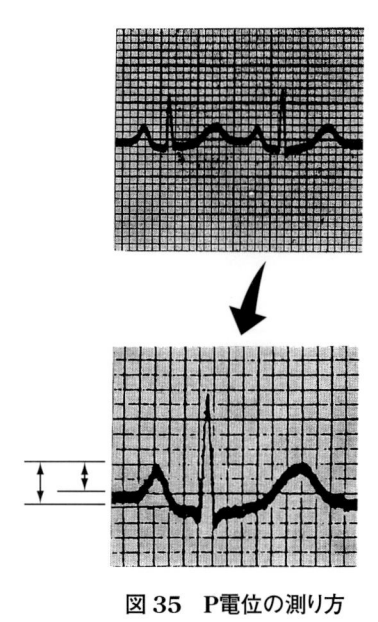

図 35　P 電位の測り方

III 2峰性 P

正常 P は必ずしも円滑な丘状波でなく，小さなノッチはままみられる．時に明らかな 2 峰を呈することがある．正常 P では一般に，二つの峰の頂点間隔が 0.03 秒以下と記載されているが，健康者でもこの値を超えることが少なくない．しかし，0.05 秒を超えることはまれである．いずれにせよ，P 幅が 0.12 秒未満ということで左房拡大と鑑別する．

IV V_1 における RSR′ 型

V_1 における QRS の典型的な正常波形は R が小さく S が深い rS 型と呼ばれるパターンであるが，時に rSr′ 型を呈し，しかも r′＜r で，QRS 幅が 0.11 秒以下という所見がしばしばある（図 36）．この r′ の成因は生理学的におくれて現れる右室流出路の興奮，とくに室上稜（crista supraventricularis）の興奮によるものとされている．このパターンと類似しているのは不完全右脚ブロックであるが，後者は r′＜r という特徴がある．

いずれにせよ，上記所見が V_1 にあるだけで，P 波にも他の誘導の QRS にも異常所見が見当たらない場合は，波形自体は異常にみえても病的意義はないと考えてよい．

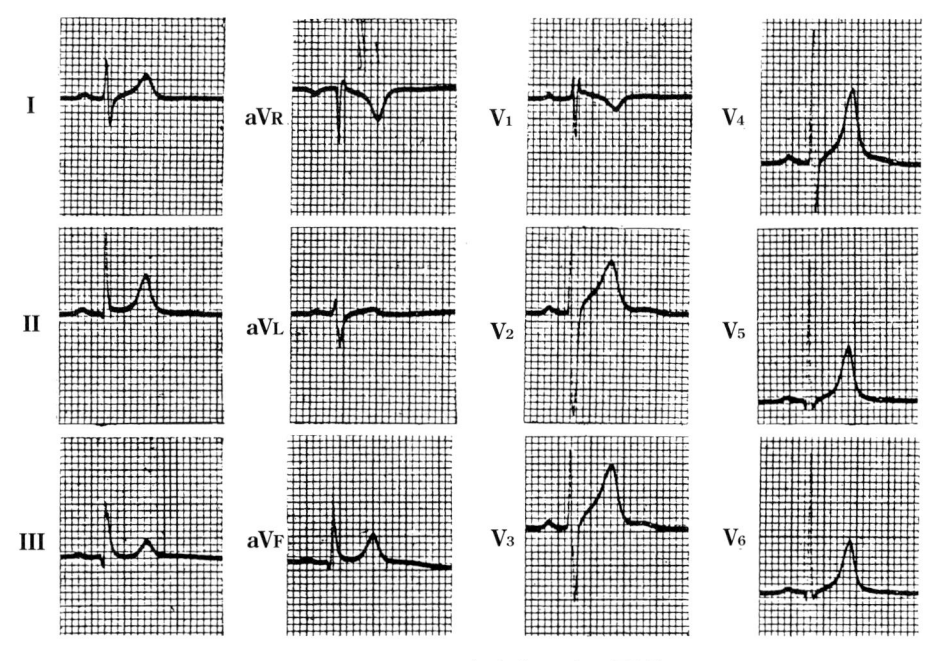

図 36　V_1 における RSR′ 型（46 歳，男性）

V Q波のないV₅, V₆

典型的な正常心電図のV₅, V₆所見は小さなQ (q) 波が先行する．これは心室興奮初期に，心室中隔を左→右へ向かう興奮の反映であり，もしV₅, V₆にq波がないとすれば，直感的に心室内興奮伝達の異常が疑われて当然である．事実この所見は不完全左脚ブロックの診断に重要な要素であるが，後者の場合はR波の上行脚が急峻な直線でなく，小さな凹凸を呈し，しかも近接様効果が0.06秒以上に達しているのが特徴である．

そのような左脚ブロックの重要所見を欠いている場合は，心臓の回転による位置の関係で中隔の興奮を探知しえなかった結果と考えてもまず問題はない．とくにV₅, V₆でなおS波を伴っている場合は，V₇あたりへ電極を着ければq波を拾ったであろうと推測し，上記所見は異常と判断しないでよい．

VI V₁, V₂ の陰性T

右前胸壁誘導のT異常は右室の病変の反映とも推測されるが，この所見は健康女性にしばしば現れる．時にはV₁, V₂にとどまらずV₃まで陰性Tを呈することがまれでない．しかし健康女性の陰性Tは−5.0mmに達することはなく，せいぜい−2.0mmまでのことが多く，V₁よりV₂のほうが，V₂よりV₃のほうが陰性度は少ないものである．

上記パターンは，貧血，うつ病，熱性疾患といった種々の病的状態に非特異的異常所見として現れることもあるが，心電図のこの種のパターンを説明する臨床的異常所見がない場合は，正常心電図の変形として扱ってよい．

VII ⅢとaV$_F$の陰性T

ⅢのTが陰性であってもaV$_F$のTが陽性であれば正常所見であり，また横位心でⅢとaV$_F$のQRSが下向きの場合は，Tがともに陰性を示しても異常Tとはしない．ところが，ⅢとaV$_F$でQRSが上向きなのにTが陰性という場合がある．これは立位心にみられる所見で，aV$_F$の陰性Tは−1mm程度であるのにⅢの陰性Tはかなり深く，異常と紛らわしいことがある．

時に無力体質で，前後方向の胸部X線写真で心陰影が垂直方向に延長し，時に心陰影が不明の症例がある．左斜位では胸郭中央部に宙づり状の心陰影がみられるが，このような症例の心電図がⅡ，Ⅲ，aV$_F$で軽度のST下降，陰性Tを呈し，胸痛や動悸を訴えた場合を宙づり心症候群（suspended heart syndrome. Evans W and Lloyd-Thomas HG, 1957）と呼ぶことがある．

Ⅷ 非特異的 ST・T 変化

　T 波は臨床的に病的意義のない些細な条件によって変動しやすいものである．たとえば，食事のあとで T 波が陰性になることがある（post-prandial T change）．これは血中に増加したブドウ糖が細胞内へ入るとき細胞外液のカリウムも一斉に細胞内へ取り込まれることに関係があろうが，要は心電図の波形が主としてカリウムの細胞膜を介しての出入りで左右されることを念頭におくべきであろう．とくに交感神経緊張をもたらすあらゆる条件が T 波の動向に影響することから，心電図の T 波単独の異常をもってただちに病的と判断するわけにはいかない．図 37 は心内膜下と心外膜下の心筋細胞内電位の些細な相違で T 波に大きな影響が出ることを示したものである．

　つまり，心電図に示される T 波が陽性か陰性かということは，波形のうえでは大きな違いであるのは当然であるが，これは心内膜下筋層と心外膜下筋層の細胞内電位のきわめてわずかな変化によってもたらされた結果にすぎない．

　ところで，この非特異的 T 波陰性を示す場合，その成因あるいは基礎条件が明らかにされているいくつかの項目がある．それは ① 若年型，② neurotic heart syndrome，③ 過呼吸症候群，④ 局在性 T 陰性症候群，⑤ 運動家の陰性 T，⑥ 精神分裂病の陰性 T であり，そのほか病的ではあろうが臨床的に当然のなりゆきとして見過ごしてよいもの，たとえば，⑦ 人工ペースメーカ適用後の陰性 T（一時的に人工ペースメーカを使用し，中止したあと，左胸壁誘導で陰性 T を示す．この際のカテーテル電極は右室心尖へ挿入しているのに左胸壁誘導の T が陰性となる），⑧ 心臓手術後の陰性 T などがある．

　このような陰性 T を病的とみるかどうかは，単に心電図所見だけから判断するわけにはいかない．他の臨床情報と照らして総合的に判断してこそはじめて結論されるものである．

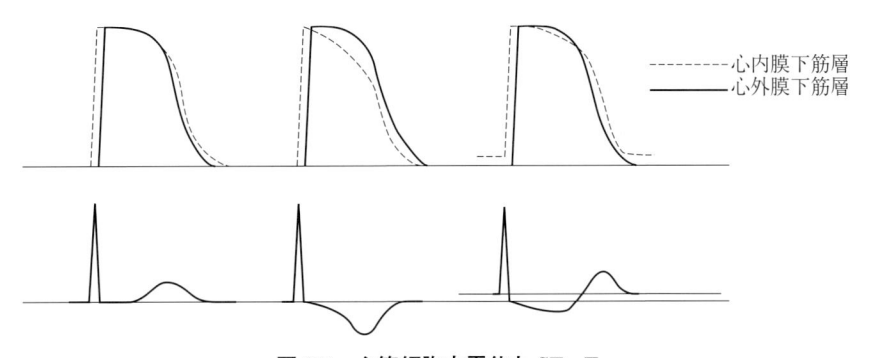

図 37　心筋細胞内電位と ST・T

1. 若年型T変化 (juvenile T wave pattern)

V_1の陰性Tは正常者にしばしばみられるが，時にV_1だけでなくV_2も陰性Tを示すことがある．しかし成人では，V_1〜V_3までTが陰性を示すことは少ない．しかしこの所見は小児にとってはむしろ正常所見であるので，健康成人にみられるV_1〜V_3の陰性Tは若年型T変化と呼ばれる．

このものの成因は確認されていないが，おそらく心室筋の局部的再分極遅延であろうと推測されており，propantheline，phenothiazine，Kの投与で正常化することが知られている．

この所見は白人ではまれとされているが，日本人では少なからずみられ，とくに女性に多く見受けられる．この場合の陰性Tの特徴は，5mm以上も深くなることがないことと，T陰性度がV_1でもっとも大であり，V_1よりV_2が，V_2よりV_3が浅い点にある．

V_1〜V_2（V_3）に現れる異常所見は右室の病変を疑わせるが，それを支持する臨床情報がなく，若年層，中年女性，神経質な場合なら，正常範囲の変化として扱ってよい．

2. 過呼吸症候群

過呼吸でST・T変化が起こることは古くから知られている．一般に若年者や中年女性にみられ，なかには立位をとっただけでST・T変化を起こす者もいる．

多くはT電位の減少ないしTの陰性化で，若年者の70％にみられるが，心筋虚血と紛らわしいST下降所見を呈するものが2％程度いる．そしてST下降を示した者の88％は僧帽弁逸脱症を合併しているという[24),25)]．

過呼吸でST・T変化が起こる理由については必ずしも解明されていないが，過呼吸でpHや電解質の変化，catecholamine放出のほか，冠状動脈スパスムスをきたすことが知られている．また過呼吸によるST・T変化は，epinephrine静注で著明となりβ遮断薬で改善することから，心室筋再分極の均一性の乱れと考える[26)]．

いずれにせよ，β遮断薬で改善するST・T変化は心筋虚血を否定する一つの情報である[27)]．

3. 運動家のST・T変化

運動選手の安静時心電図は，期外収縮，2度I型房室ブロック，心室肥大と多彩な変化を呈するが，ST上昇・陰性Tを示すこともある．これらの変化について，かつては不均一な中隔肥大との関連で説明されていたが，近年は自律神経系の影響とも考えられている．このST・T変化は運動負荷やisoproterenol投与で正常化するが，atropineの影響は受けないとされている[27)]．

なかには心筋虚血と酷似するST・T変化を示す者があり，欧米ではとくに黒

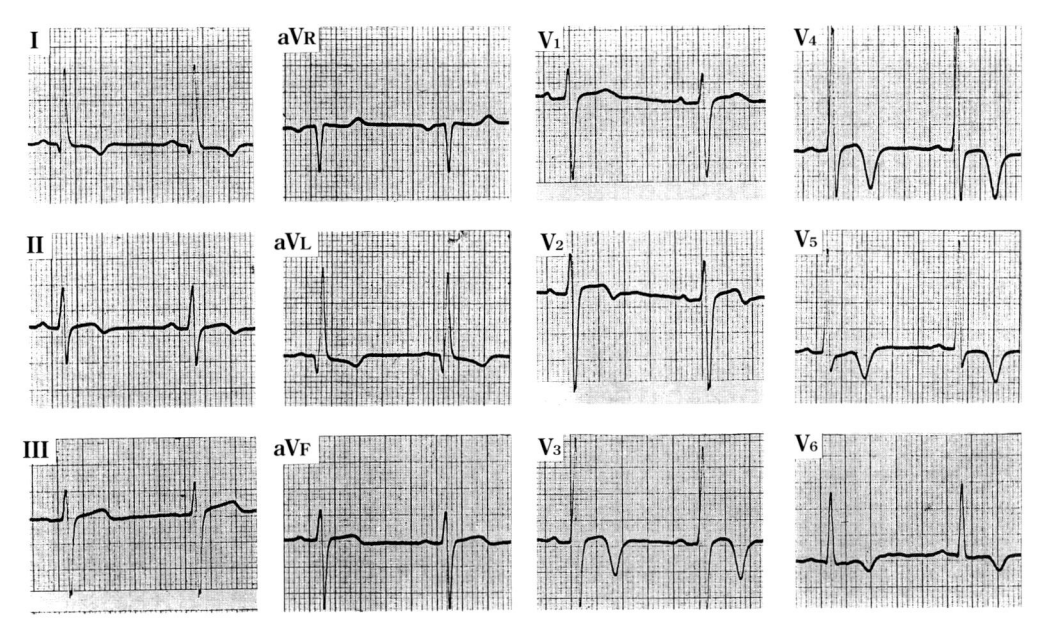

図38 競輪選手の心電図（40歳，男性）

人選手に多くみられると報告されているが，本邦では競輪選手に目立つようである[28]．たとえば図38の症例は競輪選手で，IとaVLでは左室肥大ストレインの波形である．問題はV$_3$〜V$_5$の冠性Tで，まさに左冠状動脈前下行枝領域の虚血に酷似しているが，冠状動脈造影で異常所見は見当たらなかった．

今にして思えば，この心電図は心尖部肥大型心筋症を示唆する所見であるが，当時は超音波断層装置が未開発であり，臨床界に本症の存在自体が周知されていなかった．なお，肥大型心筋症とスポーツ心との間には左室壁肥厚についてグレーゾーンがある．

なお，V$_3$〜V$_6$のJ点上昇，ST部上昇という早期再分極波形は激しい運動家に多く，フットボール選手の13％にみられるという報告[29]がある．

4．神経症性心症候群（neurotic heart syndrome）

心筋虚血に特異的波形とされているST部下り坂下降・陽性Tの心電図が，過呼吸という臨床徴候もなく，これといったなんらの自覚症状もなく，一見健康そのものにみえる者に出現することがある．もちろん胸部X線所見にも異常はなく，聴診所見もエコー所見も正常の場合である．

このものは，病院・診療所といった臨床の場ではなく，いわゆる循環器検診という集団検診で遭遇することが圧倒的に多い．つまり自覚症状がないから，医療機関ではじめて発見される機会はほとんどない．しかも同じ集団検診の場にあっても，都市地区と比べ農山村地区での頻度が高いものである（図39）．

その多くは中年女性で，血圧値がやや高めの者に頻度が高いが，肥満体での頻

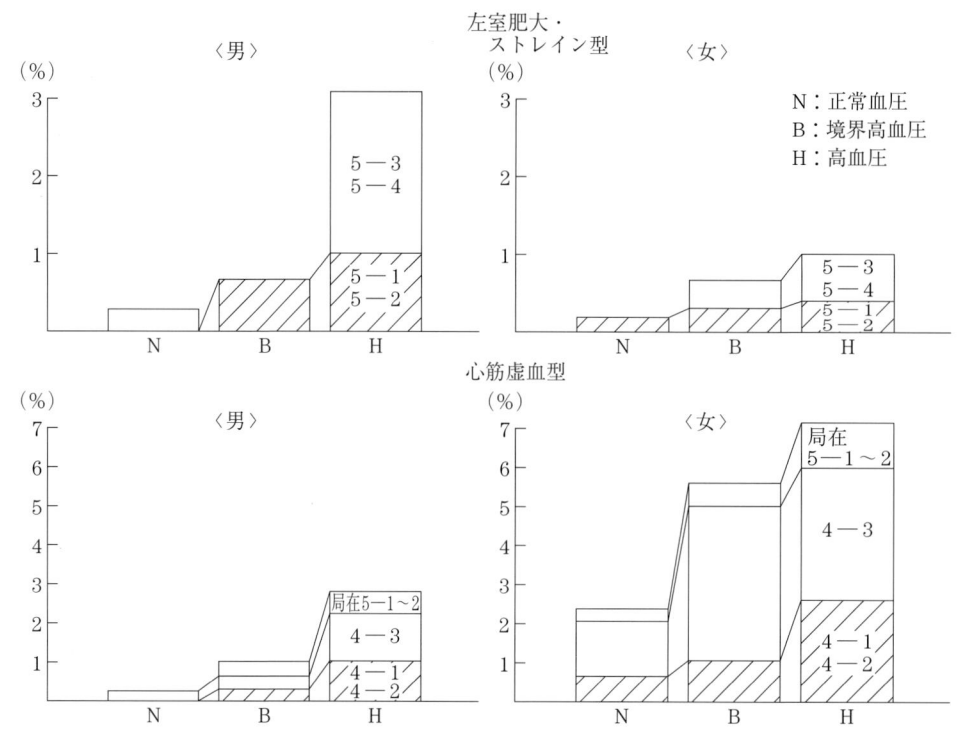

図39 集検におけるST・T異常（ミネソタコード）の出現率（40〜50歳）

度は低い．これが心筋虚血と似て非なる点は，男性より女性に圧倒的に多いこと，何カ月も何年も ST 異常が続くことである．

運動負荷試験では不変の場合が多いが，なかにはさらに ST 下降が著明となる場合（偽陽性）もある．また β 遮断薬や Ca 拮抗薬で正常波形にもどる場合もある．**図 40-A** の症例は不定愁訴をもつ女性で，V_5，V_6 の ST・T はストレイン型とも虚血型とも判読される．この例は運動負荷陰性で，propranolol 60mg/日の連用で心電図波形は不変であったが，nicardipine 60mg/日の連用で波形の正常化をみている（**図 40-B**）．

いずれにせよ，このような心電図を呈する者が狭心症を疑わせる不定愁訴をもっているときは，神経循環無力症と狭心症との鑑別は容易でない．

5. 広範囲の T 電位減少

肢誘導・胸壁誘導ともに広範囲にわたって T 電位が R の 1/10 以下という所見がある．なかには右胸壁誘導では正常の T 電位を保っている場合もある．健康者でこのような心電図を示すのは圧倒的に中年女性であり，同時に QRS も，低電位差の基準には達しないが電位低下の傾向を示すことが多い．

このような所見は低カリウム血症や甲状腺機能低下症にもみられるが，それを

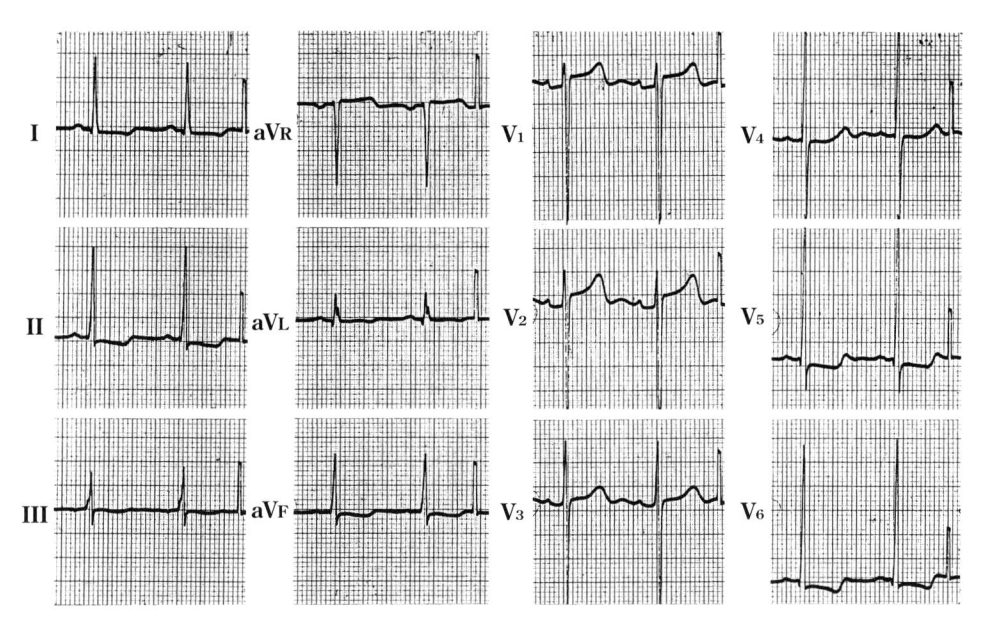

図 40-A 神経循環無力症（39 歳，女性）

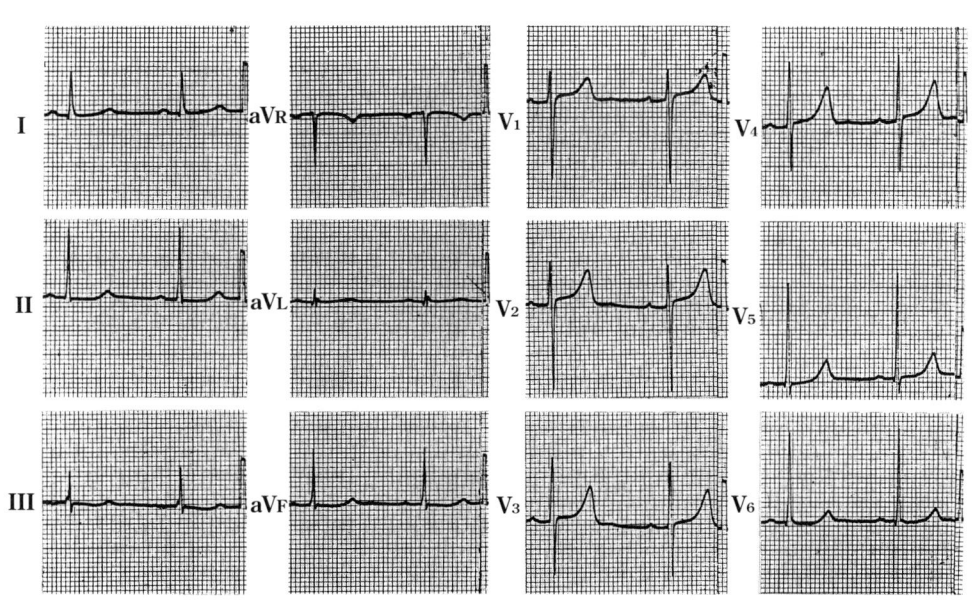

図 40-B 神経循環無力症（42 歳，女性）
（図40-Aと同一症例）

支持する検査所見もなく，肥満気味の中年女性の場合なら，正常範囲の所見として見逃してもよい．

6. 局在性 T 陰性症候群

肢誘導ではとくに異常を示さないが，胸壁誘導の V_3 や V_4 に陰性 T があり，V_1

〜 V_2 や V_5 〜 V_6 の T は陽性という心電図がある．この所見はまさに異常そのもので，左冠状動脈前下行枝領域の心筋虚血を疑うのが臨床家としての常識である．

　この所見を正常範囲内の波形変化と一概にかたづけるわけにはいかないが，実際に健康者でありながら，このような心電図を呈する場合がある．

　このような心電図を呈する者を健康者と判断するには，心電図異常のほかには器質的心臓病を示唆するなんらの臨床所見もないことを確認する必要がある．とくに虚血性心臓病との鑑別を要するが，無症状で，いつ記録しても同じ波形であり，軽い運動負荷で陰性 T が陽性化する場合は，負荷による ST 下降がないかぎり虚血性心臓病は否定的である．

　なお局在性 T 陰性所見は，とくに血圧が高めの中年女性に出現しやすい（図39）．

7. 機能的陰性 T と器質的陰性 T

　陰性 T は機能的なものにせよ器質的なものにせよ，理論上は心室筋再分極の変化である．この両者を積極的に鑑別する手段として，運動負荷のほか薬物に対する反応をみる方法が従来行われてきた．

　カリウムは一般に機能的陰性 T を正常化するが，器質的な再分極異常には影響しないとされている．たとえば K 塩 10g（K acetate 5g ＋ K bicarbonate 5g ＝ K 96mEq）の経口投与で，機能的陰性 T は全例が正常化するが，左脚ブロック，digitalis，心膜炎の陰生 T は不変のままであり，心筋虚血による陰性 T は不変のままか増悪することが報告されている．KCl 10g の経口投与も両者の鑑別に使われるが，カリウムの大量投与では器質的陰性 T も改善することがある．ただ器質的陰性 T の場合は二つ以上の誘導で正常化することはないと報告されている．

　しかし実際に K 塩負荷を臨床に応用することは勧められない．これは，腎機能不全や高カリウム血症の合併や，基礎に器質的心臓病のある場合は危険で，心停止や心室性頻拍が起こりうる[30]からである．

　propranolol 10mg（体重 60kg 未満のとき）や 20mg（体重 60kg 以上のとき）の経口投与で，1 時間後，機能的 ST・T 変化は一時的に正常化するが，心筋虚血の ST・T 異常は不変のままか，さらに増悪するという報告がある[31]．これは，交感神経緊張亢進による機能的変化は β 遮断薬で調整されるが，心筋異常による ST・T 変化は交感神経の緊張を調整しても影響を受けないためと考えられる．

　そのほか，ergotamine tartrate 0.5mg 静注法や isoproterenol 1 〜 9μg/分の 90 秒点滴法が報告されているが，臨床の場で応用すべきではない．

IX 早期再分極症候群 (early repolarization syndrome)

　胸壁誘導や下壁誘導でST上昇（通常は＜4mm）・T増高（通常は＞10mm）を示しながら健康そのものである場合，これを早期再分極症候群と呼ぶことがある．この場合，同時にQRSの後棘形成を伴うことも多い．

　ところで，多少のST上昇は正常範囲の所見として通常みられるものであるし，心筋虚血時のST上昇も一部は早期再分極現象が関与しているところから，この用語は不適当だという意見もある．本症候群の背景については，右星状神経刺激でかかる心電図所見が出現するところから，右交感神経の活動亢進によると考える者もいる．

　いずれにせよ，このような特徴的波形が健康者にみられたとき，ST上昇の説明として便宜上つけた名称にすぎないと解釈するのが妥当であろう．

1．左胸壁誘導の早期再分極症候群

　左胸壁誘導でST上昇・T増高を示し，しばしばQRSに後棘形成を伴うと記載されてきた（図41）．なかにはT終末部が逆転する場合もあり，これをとくに神経症性心症候群と名づける者もいる．

　しかしQRSの後棘形成と従来いわれていたスパイク波形は，実はJ点上昇とそれに続く上昇したST部である．なぜかについては次の症例で述べる．

2．右胸壁誘導の早期再分極症候群

　右胸壁誘導でrSr′型，ST上昇は上に凹（いわゆるサドル型）で陽性Tを伴う（図42）．

　しかし，このr′は真のr′ではない．たとえば図42-Aの症例について，同時記録したV_3のJ点はV_1，V_2のr′とみえる波形の頂点と同期である（図42-B）．つまりr′の頂点は上昇したJ点なので，その後はST部そのものである．これを心室波形（r′）と誤ってはいけない．この症例ではV_2の上昇したJ点に続くST部がゆるやかな波形であるので，これはr′でないことが容易にわかる．これが右脚ブロックでないことはV_5，V_6に幅広いSがないことからも理解できる．本症例の左胸壁誘導はST・Tともに異常を示さないので右側タイプの早期再分極と呼ぶが，時に右側タイプと左側タイプの二つのタイプが同時に示されることがある．

　なお図42-Aの心電図をBrugada型と呼ぶ者もいよう．この問題については後に述べる．

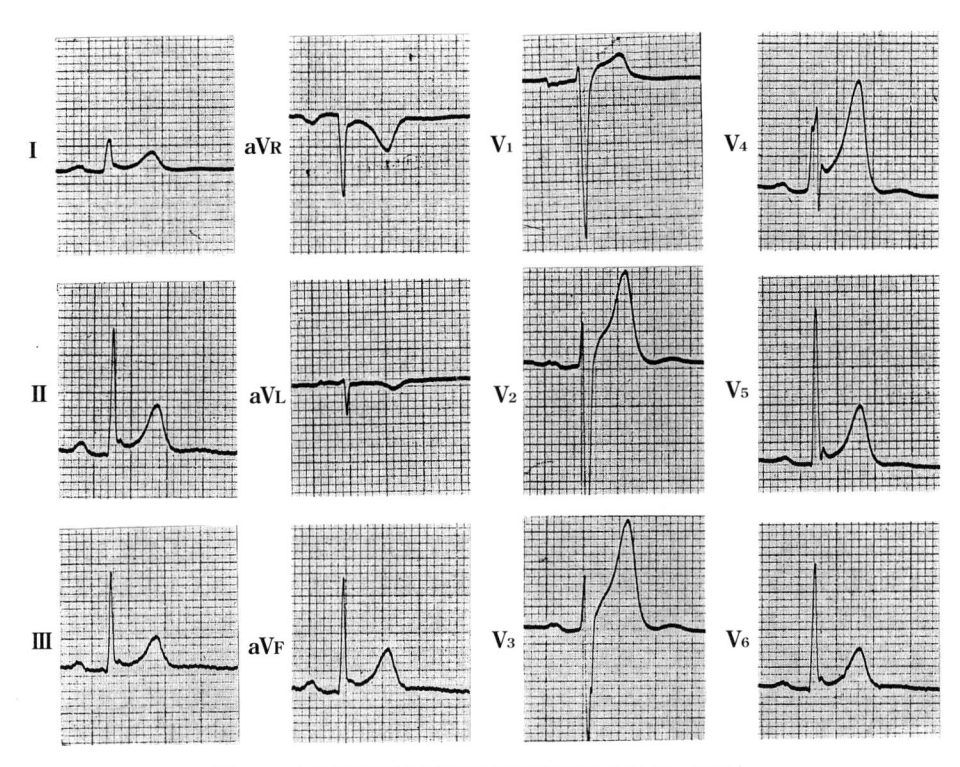

図 41　左胸壁誘導の早期再分極症候群（41歳，男性）

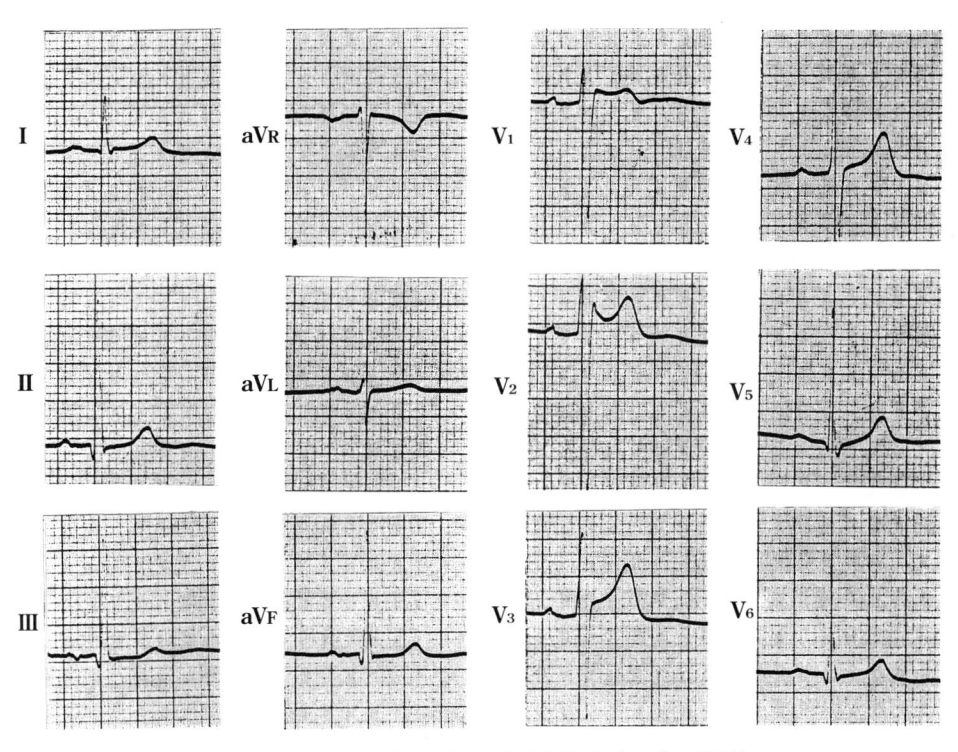

図 42-A　右胸壁誘導の早期再分極症候群（60歳，男性）

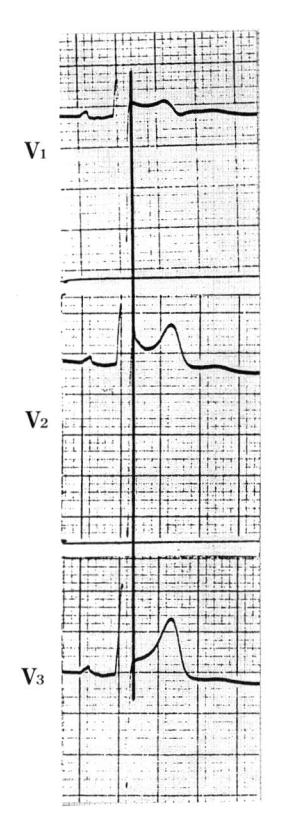

図 42-B　図 42-A と同一症例

3. 診断の要点

　早期再分極症候群の ST 上昇は一般に 4mm 未満とされているが，肢誘導では 2mm を超えることはまれであり，これらの値を超えていれば新鮮心筋梗塞や心膜炎を考慮に入れる必要がある．

　本症の ST 上昇は上へ向かって凹型を呈し，上に凸（いわゆるドーム型）を呈する心筋梗塞の ST 上昇とは違ったパターンではあるが，心筋梗塞でも発症初期は増高した T に引きずられて ST は上へ向かって凹型を呈するものである．この所見は T 増高の著しい早期再分極症候群（図 42）とまったく酷似している．この場合，QRS の後棘形成（実は J 点上昇）は良性の ST 上昇に特徴的な所見で，もしこの所見があれば心筋梗塞は否定的となる．

　本症候群はすべての年齢層にみられるが，どちらかというと若年層でしかも男性に多い．人種的には黒人に多いと記載されているが，本邦人でもかなりの頻度でみられる．このものの最大の特徴は，無自覚で何年もの長期間，同一波形が続くところにあるとされているが，波形が変化する症例もある．たとえば**図 43-A** は右胸壁誘導の典型的な早期再分極症候群波形であるが，同一人で 1 年前に記録した心電図（**図 43-B**）は，単に非特異的な ST 上昇・T 増高を示すだけで

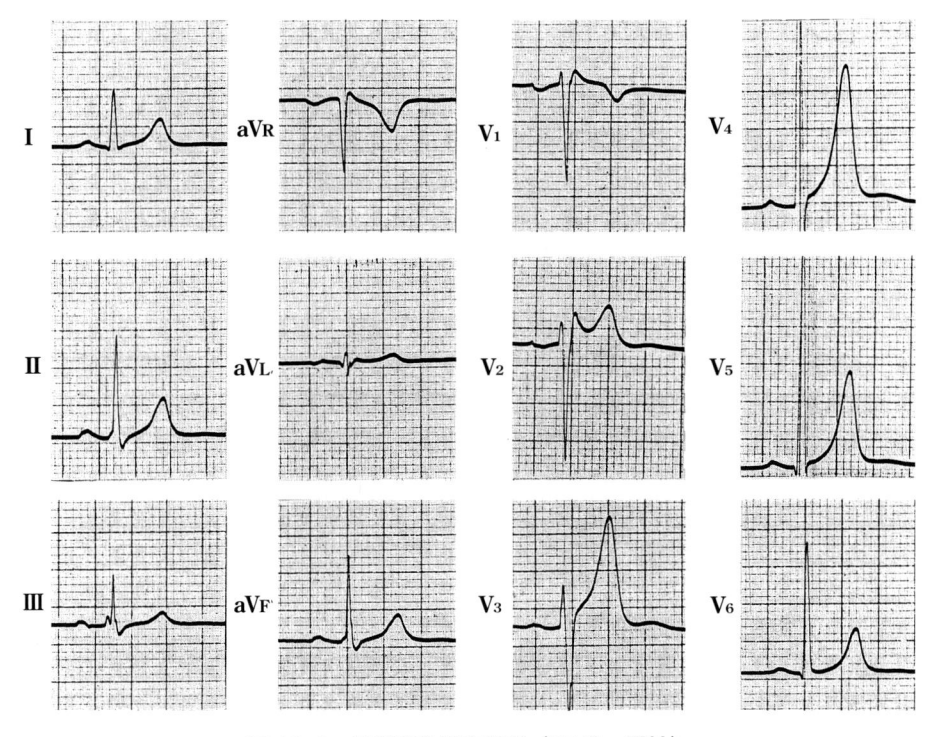

図43-A　早期再分極症候群（57歳，男性）

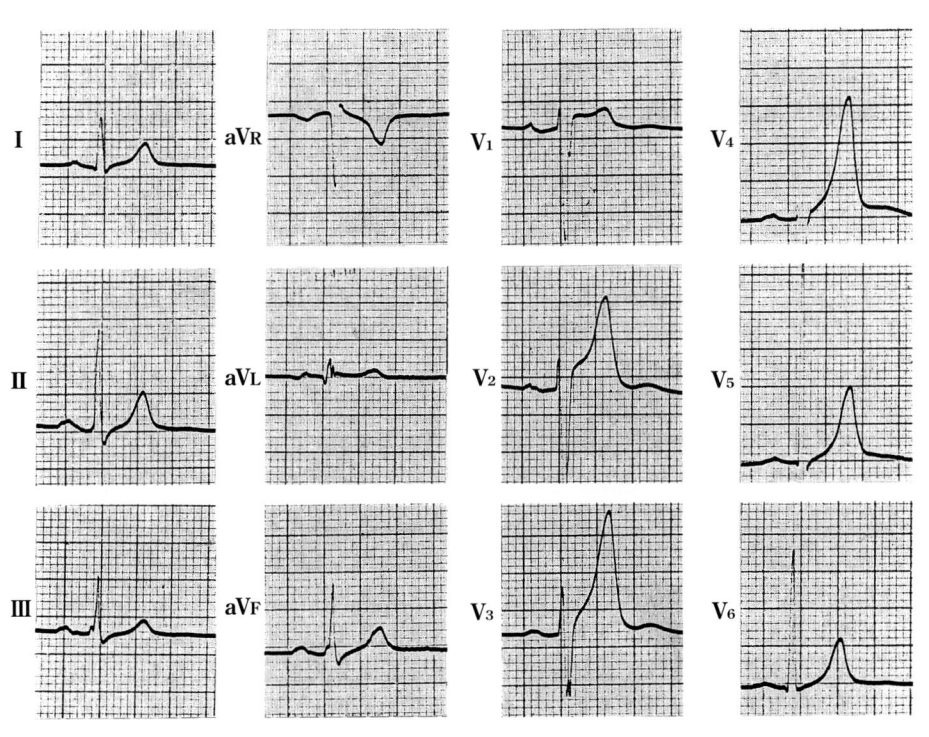

図43-B　非特異的ST上昇・T増高（56歳，男性）
（図43-Bと同一症例）

ある．つまり，図43-AのV₁における陰性Tが陽性化し，V₂における陽性Tがさらに増高することによって，いわゆるrSr′に似たパターンが消失した例である．

また，この心電図所見は，amyl nitrite, atropine, methacoline 投与で消失し，propranolol で増強，isoproterenol で回復するといわれている．運動負荷で正常波形になるとされているが，必ずしもそうではない．なお右胸壁誘導の所見に対する運動負荷や薬物投与の影響については，まとまった報告がない．

4. T終末部が陰性の早期再分極症候群

STが上昇しているときにT終末部が陰性を示すと，ST上昇はドーム型を呈し，とくに陰性Tが深いと冠性Tに似るので，心筋梗塞のST・Tと酷似した波形になる（**図44**）．しかも陰性TはV₃, V₄でもっとも深いので，前壁心筋梗塞との鑑別が必要である．その要点は，心筋梗塞ならしかるべき臨床症状をもち，経時的にST・T波形は特徴的変化をきたすが，早期再分極症候群では無自覚で長期間，同じ波形が続くことである（**図45-A**）．ただし後者のなかには短期間のうちに正常波形にもどる例外もある（**図45-B**）．

ところで，早期再分極の反映であるST上昇と遅延再分極の反映である陰性Tとが同時にみられる奇異な現象については，心室前壁では早期再分極が始まるが，

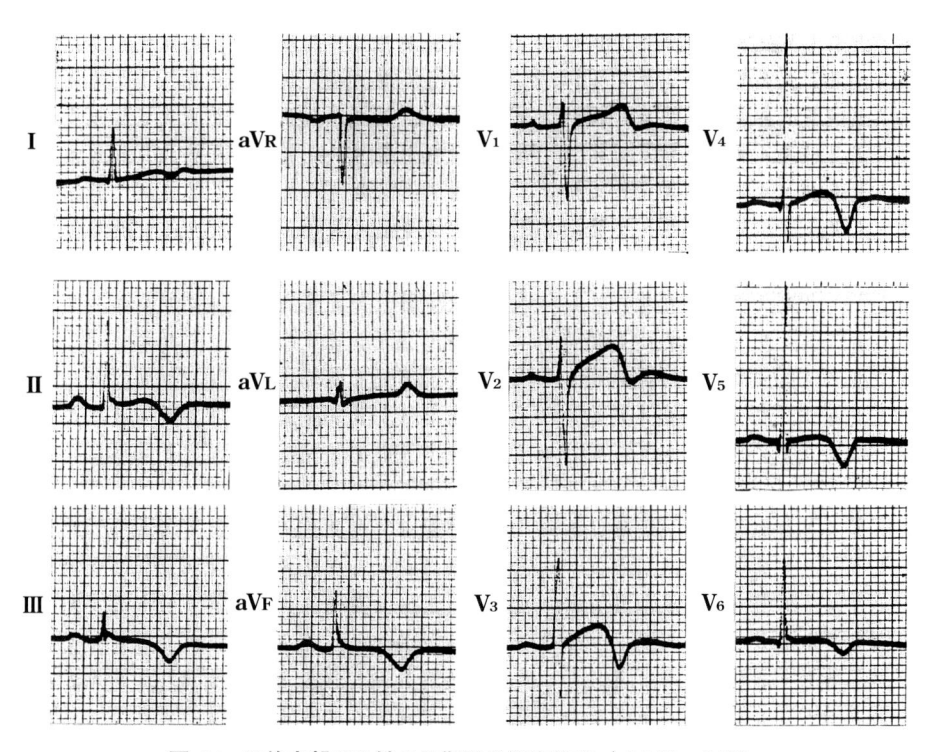

図44　T終末部が陰性の早期再分極症候群（46歳，女性）

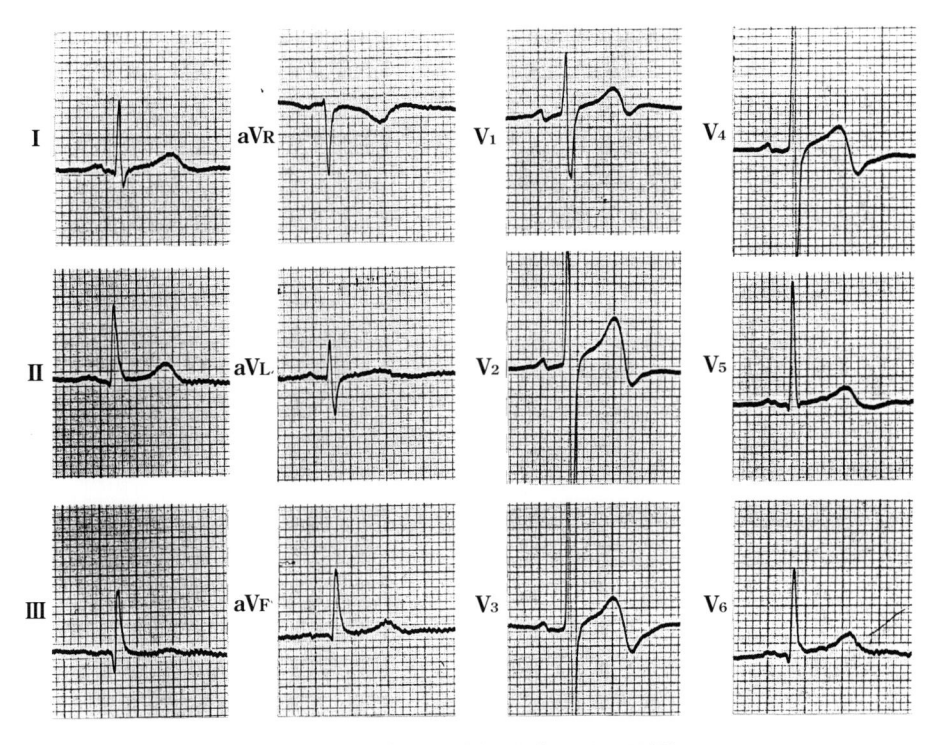

図 45-A　早期再分極症候群（63歳，男性）

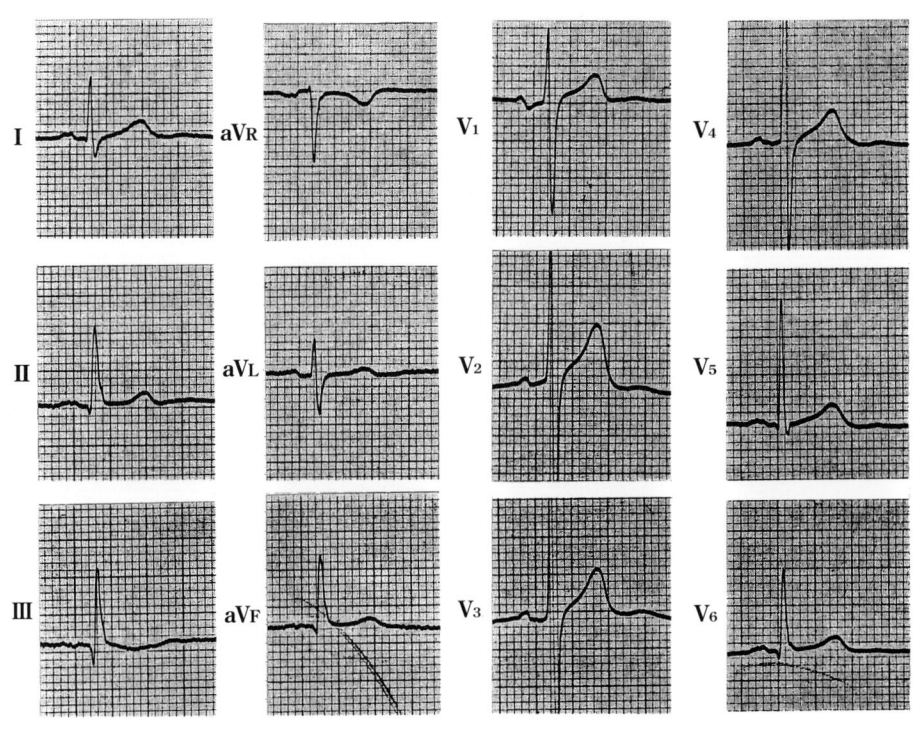

図 45-B　正常波形にもどったもの（63歳，男性）
（図 45-Aと同一症例）

再分極終了は後壁のほうが早いからという考え方がある[32]．

なお，胸壁誘導中央部での陰性T所見は，局在性T陰性症候群とも呼ばれる．また，陽性Tを示す早期再分極症候群の場合，15秒間の過呼吸を行うと，T終末部が陰性になる例が多いといわれている．

本症は若年層男性や運動家に多くみられるが，診断の要点は，無症状で長期間同様の所見が続くこと，amyl nitrite やKの投与，運動負荷，Valsalva 試験で正常化するところにある．

8 異常波形

あらゆる定量検査がそうであるように，心電図波形も正常限界所見と心疾患初期の所見とは互いに重なり合っている．したがって，同じ異常波形でありながら，ある症例では病的意義をもち，別の症例では臨床的意義をまったくもたないという両極端な診断結果が得られるものである．ここで述べる異常心電図の波形は，あくまでも心電図波形上の異常であり，これが臨床的にいかなる意義をもつのかは，心電図以外の臨床所見と総合的に検討したうえで決められる問題である．

I 左房負荷

左房が負荷を受け，左房肥大や左房拡張を呈する際の心電図所見は**表8**に示したような特徴がある．

P_{V_1}の陰性相の深さと幅の積が－0.04以上という診断基準[33]については，正規の計算をしないでも視覚だけでほぼ見当がつく．つまり記録紙の方眼の1コマは，ヨコが0.04秒でタテが1.0mmであるから，P_{V_1}の陰性相が深さも幅も1コマ以上であれば，この基準を満たすという目安がつく．この所見は左室不全で一過性に出現することもあるが，とくに虚血性心臓病の場合，左室収縮機能が低下した際の70％に出現する[34]．したがって，運動負荷試験の判定に新たな情報の

表8　左房負荷の判定基準

一般的基準
1. P_{V_1}の陰性相の深さ（mm）と幅（秒）との積が－0.04（mm・秒）以上
2. P幅が0.12秒以上で凹凸形成（僧帽P）
3. Macruz指数（P幅/PR部）が1.60以上

ミネソタコード
原案にはない．日循協の改訂では
9－3－2……P≧0.10秒…I，IIのいずれか
　　　　　　（通常V_1誘導のPは2相性で，陽性相は陰性相より小）

図 46　僧帽 P の成因

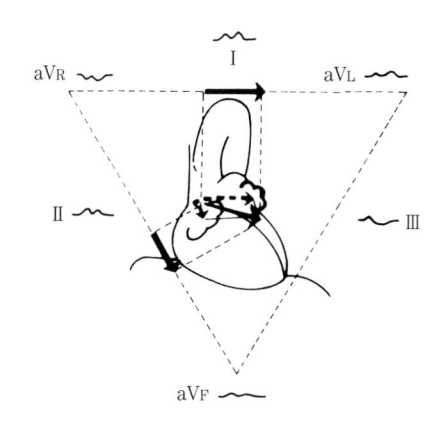

一つとして利用できよう．

　ところが左房負荷でないのに P_{V_1} の陰性相が深くなることがある．その代表は慢性閉塞性肺疾患であるが，これは横隔膜下降のために心臓の位置が下方へずれ，V_1 という電極でみると P の興奮が電極より遠ざかる理由による．これと似たことは漏斗胸でも straight-back syndrome の例でも起こる．このような偽陽性例があるにせよ，P_{V_1} の陰性相の増大は左房負荷の判定にもっとも感度がよく，次いで P 幅の増大が有用な情報である．

　僧帽 P の所見は左房の圧負荷より容積負荷に関連が深い．この所見は左房の興奮時間が延長することの反映であるが，左房の興奮ベクトルが大になれば I 誘導と II 誘導に明瞭な所見が得られて当然である（**図 46**）．

　ところが実際には P 幅を正確に計測することはきわめて難しい．これは P の終末部が不明瞭であるからである．しかも P 波は正常でも多少の凹凸がみられる例が少なくない．これは右房の興奮と左房の興奮がずれているためで，僧帽 P としてよいかどうか迷う場合がある．この際は二つの峰の頂点間隔が正常の場合は 0.04 秒未満であることを参考にするのもよい．

　Macruz 指数[35]の背景は，心房興奮時間と，心房興奮開始から房室結節までの刺激伝導時間を組み合わせた考え方である．たとえば右房拡大があると右房興奮時間も房室結節までの伝導時間も延長する．しかし P 幅自体は変わらず PQ 時間が長くなる．ということは PR 部も長くなる．これに対して左房拡大のときは，右房の興奮から房室結節の興奮までの時間は不変であるが心房興奮時間が延長する．したがって PR 部は不変で P 幅が広くなる（**図 47**）．これを P 幅/PR 部比として求めた数値で表しているのであるが，実は Q のはじまりは心室固有心筋の興奮開始であり，房室結節から心室筋の興奮までの時間は他の要因の影響を大きく受けているところに論議が残されている．事実，正常人の 30% が Macruz 指数 1.6 以上を示したという報告もある[36]．

正常
1.0≦P幅/PR部≦1.6

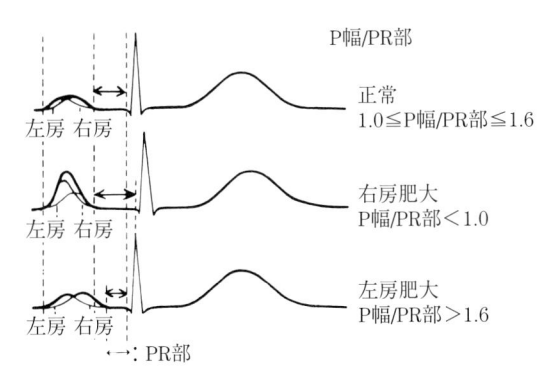

右房肥大
P幅/PR部＜1.0

左房肥大
P幅/PR部＞1.6

←→：PR部

図 47　Macruz 指数

ということは，Macruz 指数を心房負荷の診断に過大評価してはならないという結論になる．

II 右房負荷

右房負荷による右房肥大や右房拡張の心電図特徴を**表 9**に示す．

右房負荷では心房の興奮が前額面で 75°以上にも達するから，P は II，III，aVF で電位が増高する（**図 48**）．これが 2.5mm 以上であるものを肺性 P と名づける．肺性 P というだけあってこの所見は慢性肺性心にしばしばみられるが，その率は約 20 ％にとどまる[37]．一方，肺動脈狭窄や Fallot 四徴症などで肺高血圧を伴うときに肺性 P はよくみられるものである．つまり肺性 P は，右房圧の上昇や動脈血酸素分圧が減少したときに出現しやすいが，右房の容積負荷だけでは発生しないようである．このよい例が，肺高血圧を伴わない心房中隔欠損症に肺性 P がみられないことである．

ちなみに先天性心奇形にみる肺性 P 所見は，III 誘導よりむしろ I 誘導のほうが明瞭で，これをとくに先天性 P と呼ぶことがある．

ところで慢性閉塞性肺疾患では，肺性心の状態ではなくても肺性 P がみられ

表 9　右房負荷の判定基準

一般的基準
1. P II，III：幅は正常，高さ 2.5mm 以上で尖鋭（肺性 P）
2. P_{V_1}，V_2 の陽性相が 1.5mm 以上

ミネソタコード
9—3 …… P ≧ 2.5mm …… II，III，aVF のいずれか
　　　　（心房内ペースメーカ移動のときは取り上げない）

日循協の改訂では同じ内容に対して 9—3—1 とコードする

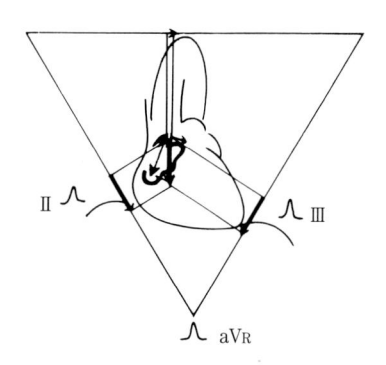

図 48　肺性 P の成因

る．これは，肺の膨張で横隔膜が下降し，心臓が垂直位となり時計方向回転し，そのために下壁誘導（aVF）で P 電位が増高してくるからである．したがって，垂直心では健康者でも肺性 P に酷似した所見が出ることに留意せねばならない．

また，肺性 P を呈する患者のうち右房負荷に関係するものは 49 % しかなく，むしろ左房負荷だけで肺性 P を示したものが 36 % もあったと報告されている[38]．このような例は偽肺性 P と名づけられているが，その成因は，左房成分が幅は広がらずに電位だけ増大したためと解釈されている．

P_{V_1} の陽性相が 1.5mm 以上という所見は正常者にはまずみられない．ここで陽性相と言ったのは，慢性閉塞性肺疾患で P_{V_1} が 2 相性を呈することがしばしばあるからである．その理由は左房負荷の項で述べたが，P_{V_1} が 2 相性で P_{V_2} が高い尖鋭なパターンを示している例がある．この所見があれば P_{V_1} 2 相性を左房負荷と鑑別する手段にもなる．

III　両房負荷

左房・右房ともに負荷のあるときは，それぞれの特徴が重なって出現する．これは左房と右房との興奮時期が同時でなく P 波の異なった部分を占めているからである．この点は両室肥大の診断がきわめて困難なことと大いに違っている．**表 10** に両房負荷の特徴を示した．

IV　左室肥大

左室の筋肉が厚くなると心室興奮ベクトルは左・後方へ大となる．また左室が拡張すれば心外膜表面がより前胸壁に近づき，左心と電極との距離が近接する．その結果，左胸壁誘導や QRS が上向きを示す誘導では R 電位が増高する．また左室が興奮を続ける時間は筋肉の厚みを増した分だけ延長する．ところで左室興

表10 両房負荷の判定基準

一般的基準
1. P_{V_1} 2相性，陽性相≧1.5mm，陰性相は-1.0mmに達し0.04秒以上続く
2. 右胸壁誘導で高い尖鋭なP，肢誘導あるいは左胸壁誘導で幅広い2峰性P
3. 肢誘導のPが電位2.5mm以上，幅0.12秒以上

ミネソタコード
この診断基準はコード化されていない

表11 左室肥大の判定基準

一般的基準
1. $R_I + S_{III}$ >25mm
2. $S\,aV_R$ >14mm
3. $R\,aV_L$ >11mm
4. $R\,aV_F$ >20mm
5. R_{V_5}またはR_{V_6} >26mm
6. R_{V_5}または$R_{V_6} + S_{V_1}$ >35mm
7. $V_1 \sim V_6$で最大R＋最大S >45mm
8. V_5またはV_6で近接様効果 ≧0.05秒
9. QRS上向きの肢誘導，ならびに左胸壁誘導でST下降・T陰性を示す

ミネソタコード
3—1 ……… R >26mm ……… V_5, V_6のいずれか
  または R >20mm ……… I, II, III, aV_Fのいずれか
  または R >12mm ……… aV_L
3—3 ……… R_{V_5}または$R_{V_6} + S_{V_1}$ >35mm
  または 15mm＜R≦20mm ……… I
  ただし，WPW症候群，完全左脚ブロック，完全右脚ブロック，心室内ブロック，完全房室ブロック，人工ペースメーカ，心室細動あるいは心室停止，持続性心室調律，持続性上室調律で心拍数140以上の所見があれば取り上げない

奮は心内膜側から心外膜側へ進むが，肥大した分だけ心外膜側の分極完了が遅れ，再分極の方向に変化が起こる．つまり正常では心外膜側から心内膜側へ進むはずの再分極が，心外膜側の再分極が始まる以前に心内膜側で開始し，その方向は心内膜側から心外膜側へ向かうこととなる．

以上の病態電気生理学を反映して左室肥大の心電図は特徴あるパターンを呈する．そのうち，診断の基準となるいくつかの項目を**表11**に示す．

ところで，R電位増高あるいはR電位とS電位の和の増大をもってした基準（voltage criteria）は，過去の多くの報告が示すように，基準を厳しくすれば偽陰性例が増え，基準を寛大にすれば偽陽性例が増える．これは一つには人それぞれの体格が異なっているからである．たとえば，胸壁の脂肪沈着が大である肥満体

と，その逆のやせ型では，心臓の起電力は同じでも電極に達するまでの減衰度は大いに異なる．つまり同じ電位基準を用いれば，肥っていれば偽陰性が，やせていれば偽陽性が増えるという結果が生ずる．

これと似たことが胸郭内の因子でも起こる．たとえば肺気腫があると，電気の不良導体である空気をいっぱい吸い込んだ肺が心臓を取り巻くので，V_4〜V_6の電位はかなり減衰する．また滲出性心膜炎の場合も，うっ血性心不全の場合も似たようなことが起こる．

さらに，左室肥大の電位基準には年齢因子が大きく影響する．一般に肢誘導における電位基準は胸壁誘導のそれに比べて特異性が高いと評価されているが，40歳以下という年齢層では正常者でもQRS電位は大きく，左室肥大の電位基準を大幅に上回らぬかぎり偽陽性例をチェックする羽目になる．

したがって電位基準による左室肥大の判定はきわめて慎重を要する．とくにこれら基準設定の基礎成績は体格の優れた米国人についてのものであるから，日本人に適用するにあたってはいっそうの配慮が必要である．つまり，心電図上は左室肥大と判定されても，その後の段階で他の臨床所見と照らし合わせ，真の左室肥大か偽陽性所見かを再検討する必要がある．

この点に関しては，V_5，V_6での近接様効果のおくれ，左軸偏位，V_1からV_3にかけてのR電位が低いなどの所見が同時にみられれば，真の左室肥大の可能性は大になる．ところが，ST下降・T陰性というパターンは左室肥大の電位基準と共存したとしても，これをもって真の左室肥大と過大評価することはできない．というのは，やせ型や若年層のためのQRS電位の増大に，左室肥大以外の理由でST・Tの異常を示す症例があるからである．

しかし，$-30°$以上の左軸偏位も，V_1からV_3にかけてのR電位が低いことも，単独に現れた所見であった場合は左室肥大を示唆するものではない．

ところでミネソタコードは，あくまでも疫学の立場での有用性を主旨としたものであるが，本邦では40〜69歳の集団検診で，正常血圧者でも男性で15％弱，女性で5％前後に3—1の所見が得られる（**図49-A**）．まして3—3のコードは偽陽性者がかなり多く使用に堪えない．同じ3—1でもチェックされる誘導はV_5が大多数である．次いでaVL誘導が多く，肢誘導で3—1をチェックされるものは比較的少ない．V_5のR電位は胸壁の脂肪沈着が大なるほど減衰することが推測されるので，肥っていると3—1所見の出現頻度が低いのではないかと考えられるが，**図49-B**に示すように，女性ではこの傾向がある．しかし男性については女性ほど明瞭な関係はみられない．

ここで重要な現象は，3—1所見が女性に比べ男性に圧倒的に多いという成績である（**図49-C**）．実地臨床で高い血圧測定値が得られたとき，ふだんも血圧が高いのか，今回たまたま高めに測定されたのかの判別に3—1所見の有無を参考にするのは臨床家の常識である．しかし実際に3—1所見が男性に出やす

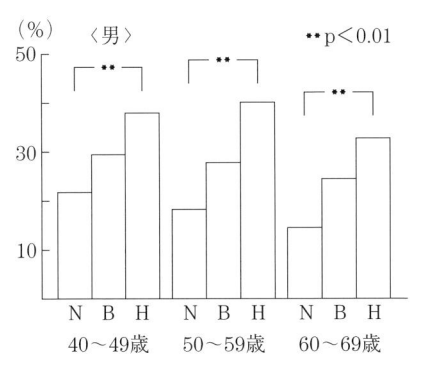

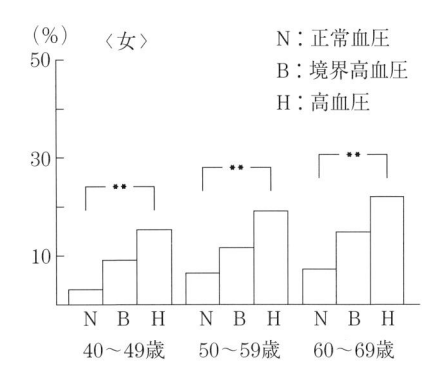

図 49-A 血圧による 3―1 出現頻度

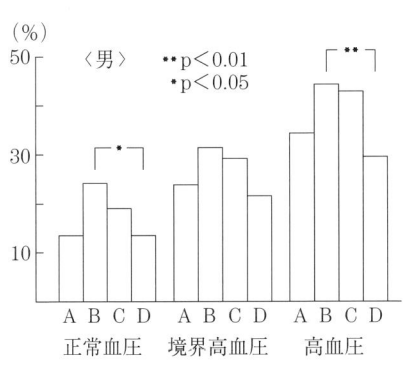

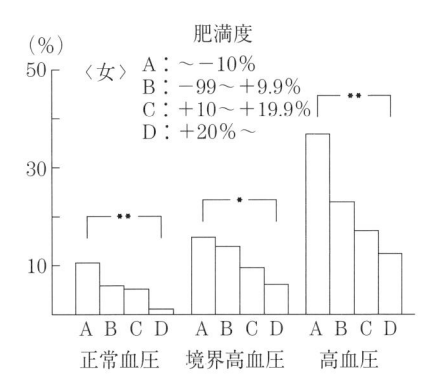

図 49-B 肥満度による 3―1 出現頻度（40〜59 歳）

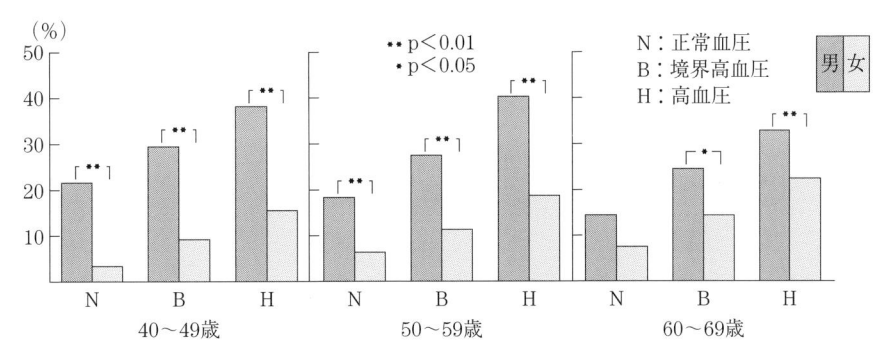

図 49-C 男女別の 3―1 出現頻度（40〜59 歳）

く，女性に出にくいとう事実が示されてみると，上記の判断には性別をパラメータに入れる必要があることを念頭におかねばならない．

さて，肥満体に 3―1 所見が出にくいからといって，胸部 X 線像からの心拡大所見を左室肥大の診断基準とするわけにもいかない．これは，肥満による横隔膜高位が心臓の横位を起こし，それだけで心陰影の拡大をもたらすからである．現在のところ，左室肥大の判定は心電図よりも UCG にまかせたほうが確実であ

また同じ左室肥大でも，収縮期負荷と拡張期負荷では心電図波形の特徴が違うという意見がある[41]．つまり，収縮期負荷とは大動脈弁狭窄や高血圧症にみられるもので，左胸壁誘導でR電位の増高と，ST下降・T陰性というパターンを特徴とする．これに対して拡張期負荷では，左胸壁誘導でR電位の増大と著明なQ波を伴い，STは一般に上昇し，T波は陰性でなくむしろ高い陽性波を示すということである．このパターンは若年者の心室中隔欠損にしばしばみられるものであるが，左室の拡張期負荷を呈するはずの僧帽弁閉鎖不全や大動脈弁閉鎖不全では，必ずしもQ波が著明になったりT電位が増高する所見は伴わないものである．要するに，実際には収縮期負荷・拡張期負荷の特徴を過大評価すべきでないということである．

V 右室肥大

右室肥大の診断は左室肥大の場合のように単純にはいかない．これは，右室肥大による右室ベクトルの増大が，反対側へ向かう左室ベクトルで相殺されるからである．つまり，右室肥大があってもそれが軽症な場合は，心電図に大きな異常はみられないということである．しかし高度の右室肥大を伴う際は，右胸壁誘導でRが増高しS電位が減少する．とくに左室が十分に発達していない小児の場合に右室肥大が起こると（その多くは先天性心奇形）V_1でRS型，V_5，V_6でrS型を呈し，まさに健康成人のV_1所見とV_5，V_6所見が逆転しているパターンを呈することがある．

また，右室肥大の特徴は前額面でみたQRS軸（つまり電気軸）が右へ偏位することである．これは，左室肥大の判定基準に左軸偏位が役に立たないことと対比的な事柄である．

右室肥大の判定基準を表12に示す．先に，右室肥大があっても軽度のときは心電図に大きな変化が示されていないと述べたが，この基準によって先天性心奇形や若年層の右室肥大はかなりチェックされる．ただし偽陽性例が増える（特異性が減少する）きらいはある．

＋110°以上の右軸偏位は健康小児の多くに，健康成人でもやせ型の場合にみられる．また慢性閉塞性肺疾患の際は，この程度の右軸偏位が右室肥大なしに起こることがある．

V_1でR/S＞1の所見は，小児ではむしろ正常所見でもある．成人でも心臓の位置異常で起こるが，R/S比がV_1より左側の誘導で減少する所見が同時にあれば右室肥大の可能性がある．

ところで，V_1のR/S＞1で，しかもV_1より左側の誘導でS＞Rという所見は，右室肥大のほか後壁心筋梗塞でも起こる（図50）．この際は右室肥大が右軸偏

表12 右室肥大の判定基準

一般的基準
1. ＋110°以上の右軸偏位
2. V_1でR/S＞1
3. $Rv_1 \geqq 7\,mm$
4. $Sv_1 < 2\,mm$
5. V_1でRSR′型かつR′≧10mm
6. V_1でqR型
7. V_1の近接様効果が0.035〜0.055秒
8. $R\,aV_R \geqq 5\,mm$
9. Rv_5あるいは$Sv_6 < 5\,mm$
10. Sv_5あるいは$Sv_6 \geqq 7\,mm$
11. $Rv_1 + Sv_5$あるいは$Sv_6 > 10.5\,mm$
12. V_5あるいはV_6で R/S≦1
13. $\dfrac{R/S\cdots\cdots V_5}{R/S\cdots\cdots V_1} \leqq 0.4$

ミネソタコード
　3－2……R≧5mmでR≧S……V_1
　　　　　かつS＞R……V_1の左側誘導のどこかで

（上記の基準に合えば，不完全右脚ブロックがあっても取り上げる）
〔3－1，3－3の除外コードは3－2にも適用する〕

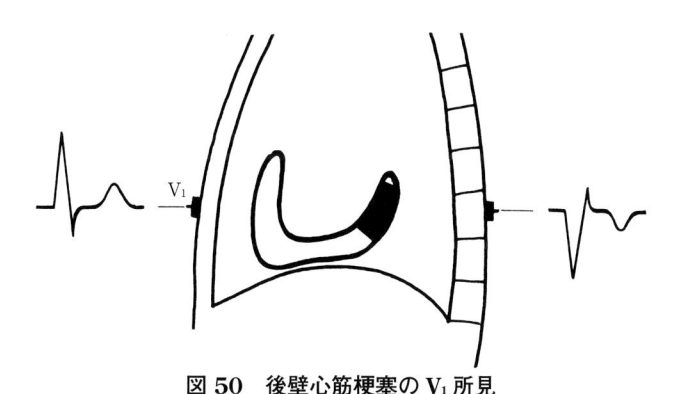

図50　後壁心筋梗塞のV_1所見

位を示し，同時にTv_1が陰性を呈することで鑑別する．

　V_1のRSR′型は，正常（R′＜R）でも，不完全右胸ブロック（R′＞R）でも起こるが，R′が10.0mmを超えていれば右室肥大を推測させる．ただ真の右室肥大であっても，R′が必ずしも10.0mmを超えるとはかぎらない点に留意すること．

　V_1でqRの所見は右室肥大による可能性が大である．右室肥大のときにV_1でqR波形を示す理由についてはさまざまな説があって，特定唯一の原因ではない

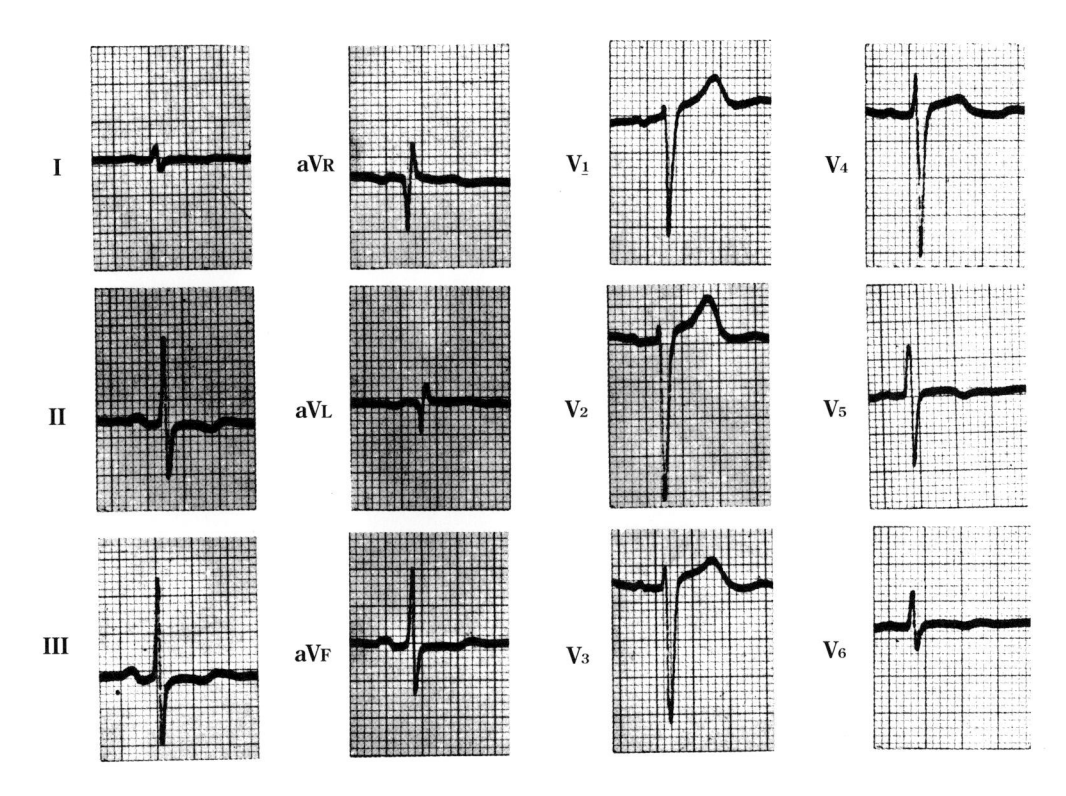

図 51 73 歳, 男性

ようである.ただここで,元来はQS所見であったV₁が,不完全右脚ブロックを伴った場合のqRv₁は,右室肥大との鑑別が困難である.

　左胸壁誘導でR/S≦1の所見は,右室肥大のほか左脚前枝あるいは左脚後枝ブロックで起こるが,前者は極端な左軸偏位を伴うのが特徴である.後者は右軸偏位を呈するので右室肥大との鑑別は困難であるが,右軸偏位が単独で出現して右室肥大との鑑別に問題を呈することは実際上少ない.

　さて同じ右室肥大でも,収縮期負荷と拡張期負荷とではV₁のパターンが違うという意見がある.つまり,前者の場合のV₁所見はRS型,Rs型あるいはqR型であり,後者ではrSR′型を呈するというものである.しかし実際には,肺動脈狭窄やFallot四徴のように元来が収縮期負荷でありながら,V₁でrSR′型を示すものもあり,この意見を過大評価するわけにはいかない.

　ところで右室肥大の診断基準を,ミネソタコードは簡便に割りきったが,この尺度は計測する側には便利であるが感度は低く6%程度にとどまる[42].ことに慢性閉塞性肺疾患に伴う右室肥大のほとんど全例を見逃す欠点がある.というのは,この場合はV₁でRが増高するどころか,逆にV₁,V₂,(V₃)でRが小さく,時にQS型を呈するためで,むしろV₅,V₆で深いS波を示し,同時に右軸偏位で,V₅,V₆のQRS振幅が小さいことのほうが診断価値は大である.

ところで $S_I S_{II} S_{III}$ パターン（**図 51**）が右室肥大の徴候という考え方もある．しかしこの特徴的波形（Ⅰ，Ⅱ，Ⅲ誘導ともに S 波を有する）は，正常者でも肺気腫でもしばしばみられるものである．ただⅠ，Ⅱ，Ⅲ誘導ともに R/S 比が 1 以下であり，S 波が正常限界（40〜60 歳代で，S_I < 3mm, S_{II} < 4mm, S_{III} < 8mm）を超えているときは右室肥大の可能性が大である．

Ⅵ 両室肥大

　両室肥大の診断は両房負荷のように簡単にはいかない．これは右室の興奮と左室の興奮の方向が逆であり，両室肥大の際の右胸壁誘導や左胸壁誘導で示される R 波は反対方向への電位によって相殺し合うからである．しかし成人では右室に比べ左室の厚みがはるかに大であるから，多少の右室肥大を伴っても左室肥大の特徴が消されることはない．これに対して若年者では，右室肥大が著明の際は左室肥大の所見をマスクすることがある．

　つまり，一方の肥大が他方の肥大より著しいときは，著しい側の肥大所見しか心電図には現れないということである．では胸部 X 線所見が決め手になるかというと案に反して，とくに右室肥大が著明の際は右方へはもちろん左方への心拡大所見もみられるものである．つまり左 4 弓が左室であり，右 2 弓が右房であるという X 線上の所見は正常心についてのみ言えることであって，肥大心の場合は違ってくる．その代表が Fallot 四徴や僧帽弁狭窄の例で，左室肥大がないのに心陰影は左方へも拡大を示すものである．

　以上のことをふまえて，強いて両室肥大の診断を心電図に求めるなら，**表 13** の基準が参考となる．

表 13　両室肥大の判定基準

一般的基準
　1. 左室肥大の特徴と右室肥大の特徴が同時にみられる
　2. 胸壁誘導では左室肥大所見であるのに，右軸偏位を示す
　3. aV_R で Q < R，V_5 で R < S かつ左室肥大の徴候を示す

ミネソタコード
　3—1 と 3—2 との共存

Ⅶ 左脚ブロック

　左脚がブロックされた際の心室固有心筋の興奮は，右脚を介して刺激が伝わった右室前乳頭筋の起始部から始まる．つまり初期の心室興奮は，心室中隔右側，

右室心尖部，右室壁へ進むが，それぞれの逆方向へのベクトルは相殺し合って，総合したベクトルは右室心尖部での心内膜側→心外膜側への向きになる．したがって，初期心室興奮の向きは左前下であるから，正常伝達のときにみられる左胸壁での中隔性 Q 波は記録されないこととなる．

1. 完全左脚ブロック

完全左脚ブロックの判定基準を**表 14** に示したが，そのほかにいくつかの随伴的パターンが示される．たとえば，①V_1 から V_3 へかけて R 波電位の増大が示されず，V_1 から V_3 の R 波は電位が小さい．時に V_1，V_2，(V_3) にかけて QS 波を呈することもある．②左軸偏位を示すことがしばしばある．これは右室からの興奮伝搬が左脚後枝の Purkinje 網に早めに達するときで，左室前・側壁へ向かう興奮がおくれるためである．ここで理屈のうえでは，もし左脚前枝の興奮が早く始まれば右軸を呈し，左脚前枝・後枝の興奮が同時なら正常軸を呈するはずである．③下壁誘導（Ⅲ，aVF）で QS 型を呈することがある．

ところで完全左脚ブロックは，重大な器質的心臓病を背景にしているもので，その予後は悪いという考え方がとられている．これは左脚の血液供給が，左冠動脈の前下降枝からも右冠動脈の後下降枝からも受けているということで，もしこれが冠血流障害によるものなら，おそらく広範囲の冠動脈硬化症の結果であろうし，左脚が扇状に広がっているところから，心筋の器質的変化によるものなら，広範囲の病変によるものと推測されるからである．

しかし実際には，心電図の左脚ブロック以外にはこれといった心臓病を思わせる臨床所見がまったくない場合もある．これは良性脚ブロックと呼ばれ，予後は決して悪くない[43]．

表 14　完全左脚ブロックの判定基準

一般的基準
1. QRS 幅＞0.12 秒
2. Ⅰ，V_5，V_6 で立ち上がりのおそい R 波
3. Ⅰ，V_5，V_6 で Q 波がない
4. ST・T は QRS と反対の向きをとる

ミネソタコード
7-1-1 …… QRS 幅 ≧ 0.12 秒 …… Ⅰ，Ⅱ，Ⅲ，aVL，aVF のいずれか
　　　　　　かつ近接様効果 ≧ 0.06 秒で，Q なし …… Ⅰ，Ⅱ，aVL，V_5，V_6 のいずれか
（完全房室ブロック，WPW 症候群，人工ペースメーカ，心室細動あるいは心室停止，持続性心室調律，持続性上室頻拍があれば取り上げない）

表15 不完全左脚ブロックの判定基準

一般的基準
1. QRS 幅 0.10〜0.11秒
2. V_5, V_6 の近接様効果 ≧ 0.06秒
3. I, V_5, V_6 で Q 波がない
4. I, V_5, V_6 で上行脚に凹凸がみられる

ミネソタコード
7−6……Q 波がなくて 0.10 秒 ≦ QRS 幅 < 0.12 秒……I, aV_L, V_5
(またはV_6)のすべて
(7−1−1 の除外コードは 7−6 にも適用する)

2. 不完全左脚ブロック

不完全左脚ブロックの診断は**表 15** に示した基準に基づいて下される．しかし実際には，左室肥大を示す症例の多くにこの所見が伴われがちである．このパターンは左脚ブロックが不完全なためのものか，左脚自体には異常がないのに，左室固有心筋あるいは Purkinje 網の病変によって起こったものか，その成り立ちは一元的なものではなかろう．

Ⅷ 右脚ブロック

右脚ブロックの場合，心室中隔ならびに左室は，左脚の刺激伝達により正常に興奮する．したがって QRS の開始から 0.03〜0.06 秒までの心電図波形は正常パターンを呈する．ところが右室壁の興奮は，左室固有心筋の興奮が伝達されてから開始するので，QRS 幅は広がり，右胸誘導で R′ 波が画かれる．

1. 完全右脚ブロック

完全右脚ブロックの診断基準を**表 16** に示すが，V_1, V_2 での R′ は凹凸をもち 0.04 秒以上も幅広い．ここで R′ > R の所見は重要であるが，時に S 波が小さいこともあり，とくに S 波がみられないときは上行脚に凹凸のある R 波，あるいは rR′ 型を呈するものである．また V_1, V_2 で R 波がないと qR 型を呈する結果となる．

完全右脚ブロックが器質的心臓病を基盤として発生する際の原因は，虚血性心臓病がもっとも多い．急性心筋梗塞を起こし，その後，完全右脚ブロックを呈することがあるが，このときは前壁梗塞に多いものである．これは右脚の血流が左前下降枝に由来することと関係がある．そのほか，高血圧心，肺性心，心筋炎など基礎疾患はさまざまである．近年は心室中隔欠損や Fallot 四徴の手術後に現れる例が増えてきた．これは右脚の起始部を傷つけた理由によるものである．

表16　完全右脚ブロックの判定基準

一般的基準
1. QRS 幅＞0.12秒
2. 右胸壁誘導で RSR′型，R′＞R
3. 右胸壁誘導の近接様効果＞0.05秒
4. Ⅰ，V_5，V_6 で幅広い S

ミネソタコード
7−2−1……QRS≦0.12秒……Ⅰ，Ⅱ，Ⅲ，aV_L，aV_F のいずれか
　　　　　かつ R′＞R，または QRS がおもに上向きで R 頂時間≧0.06秒……V_1 または V_2 またはすべての波形が S 幅＞R 幅……Ⅰ または Ⅱ
　　　　　〔7−1−1の除外コードは7−2−1にも適用する〕
7−2−2……間欠性右脚ブロック7−2−1と同じであるが，RBBB 型とは違った正常伝導 QRS 波形も存在する

　ところで，完全右脚ブロックという心電図異常のほかは心臓病に関する何の徴候もないという症例がかなりある．このようなものをとくに良性脚ブロックと呼ぶが，心電図学的には異常でも臨床的には病的意義をもっていないものである．このような例が病人扱いされている場合も少なからずあるが，心すべき問題である．

　また，いままで正常心電図であったのに，中年以降に突如として完全右脚ブロックに変わる例がある．この場合は他に心臓病を思わせるなんらの徴候も伴わないとはいえ，潜在的な冠動脈左前下降枝の血流障害の存在を否定しきれないが，必ずしも病的ではないようである[12]．完全脚ブロックなどで QRS 幅が広いときは，運動負荷試験を行っても偽陽性所見が得られるところから，このような症例は臨床家にとって頭の痛い問題である．

2．不完全右脚ブロック

　不完全右脚ブロックの判定基準を**表17**に示したが，このものは真の伝導系障害とかぎらず，右室肥大の反映でもあるし，胸郭変形でも起こる．

表17　不完全右脚ブロックの判定基準

一般的基準
1. QRS 幅 0.08〜0.11秒
2. 右胸壁誘導で RSR′型，R′＞R

ミネソタコード
7−3……QRS＜0.12秒……Ⅰ，Ⅱ，Ⅲ，aV_L，aV_F のいずれも
　　　　かつ R′＞R……V_1，V_2 のいずれか
　　　　〔7−1−1の除外コードは7−3にも適用する〕

右室肥大との鑑別については，R′＞10.0mm で同時に右軸偏位を示すときとか，V_1 で R/S ＞ 1.0 あるいは R′/S ＞ 1.0 で，R や R′ が 5.0mm を超えていれば右室肥大とする考え方がある．なお完全右脚ブロックが右室肥大によるものかどうかの目安の一つとしては，R′＞15.0mm という基準を使う場合もある．

先に正常でも V_1 で rSr′ 型を呈すると述べたが，正常者の場合は V_1 で R ＜ 8.0mm，R′ ＜ 6.0mm，R′/S ＜ 1.0 という意見がある[44]．しかし実際は，器質的心臓病を有している場合でも，V_1 の rSr′ パターンがこの数値内にとどまることがある点に留意すること．

IX 心室内ブロック

心室内ブロックは左脚ならびに右脚が，末梢部で広範に障害されているのではないかと推測されている．詳細な点では左脚ブロックと判定することも右脚ブロックと判定することもできないが，大まかには左脚ブロックの波形に似ている．器質的心臓病に伴うことが多いが，時に quinidine，procainamide などの抗細動薬の大量投与や，高カリウム血症，低体温時に現れることがある（**表 18**）．

表 18 心室内ブロックの判定基準

一般的基準
1. QRS 幅 ＞ 0.12 秒
2. QRS パターンは左脚ブロックとも右脚ブロックとも違う

ミネソタコード
7—4 ……QRS ≧ 0.12 秒……Ⅰ，Ⅱ，Ⅲ，aV_L，aV_F のいずれか
〔7—1—1 の除外コードは 7—4 にも適用するが，持続性上室頻拍の場合は例外で，7—4 があれば 7—4 とコードする〕

X 左脚ヘミブロック

His 束を過ぎたあと，左脚は前上枝と後下枝に分かれる．前（上）枝は左室の前・側壁へ進み Purkinje 網となり，後（下）枝は左室の後・下壁の Purkinje 網へ連絡する．そして相互の Purkinje 網は末梢で連結しあっている．ところで，左脚の前枝と後枝の興奮が同時でないときは，心室波形が極端に変化する．

たとえば左脚前枝ブロックでは，心室内刺激伝達がまず後枝を介して後下へ進み，左室前・側壁の興奮はおくれて始まる．ということは，左室興奮の方向が初期には右下へ向き，Ⅰ，aV_L で q 波を画き，Ⅱ，Ⅲ，aV_F では r 波を画く．次の段階での左室前・側壁の興奮による方向は左上である．そして平均 QRS 軸は前額面で左上へ向かう結果となる（**図 52 − b**）．つまり左脚前枝ブロックの特徴は，

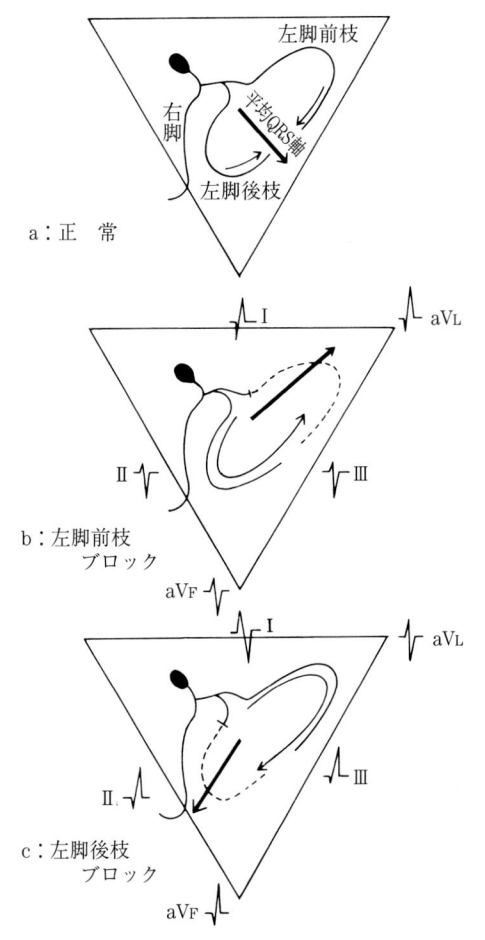

図 52 左脚ヘミブロック

Ⅰで qR 型，Ⅱ，Ⅲ，aVF で rS 型を呈することである．

また，左脚後枝ブロックでは，左室興奮の初期は前・側壁へ向かうため左上を向き，Ⅰに r 波，Ⅱ，Ⅲ，aVF に q 波が画かれる．次いで左室後・下壁の興奮が始まるから，今度は右下へ向かい，平均 QRS 軸は前額面で右下へ向く（**図 52 - c**）．つまり左脚後枝ブロックの特徴は，Ⅰで rS 型，Ⅱ，Ⅲ，aVF で qR 型を呈することである．

1. 左脚前枝ブロック

左脚前枝ブロックの判定基準を**表 19** に示す．前額面における平均 QRS 軸（電気軸）については $-45°$ 以上の左軸偏位と定義する者もある．

電気軸が左偏すると，Ⅰ，aVL で R が増高し，Ⅲ で S が深くなるから，Ⅰ，aVL の R 電位も，$R_Ⅰ+S_Ⅲ$ の電位も左室肥大の電位基準に達し，左室肥大の偽陽性所見を呈する点に注意しなければいけない．また典型的にはⅠや aVL で q 波

表19 左脚前枝ブロックの判定基準

一般的基準
1. QRS 軸が前額面で $-30°\sim-90°$
2. I, aV_L で qR（あるいは R）型 II, III, aV_F で rS 型
3. V_5, V_6 で RS 型
4. QRS 幅は正常かわずか延長
5. aV_L の近接様効果が V_6 より0.015秒以上おくれる

ミネソタコード
大多数の波形が QRS $<$ 0.12秒…I, II, III, aV_L, aV_F のすべて
かつ, Q $\geqq$ 0.25mm で, Q $<$ 0.03秒……I
かつ, $-45°$ 以上マイナス側の左軸偏位

を伴うが，もし q 波がないとしても，他の本症特有な所見がそろっていれば，これを否定しないでよい．

なお，II, III で rS 型を呈するが，この際，S_{III} は S_{II} より電位が大きいものである．これは平均 QRS 軸が III 誘導により平行（ただし極性は逆）となるためである．これがもし $S_{II}>S_{III}$ なら，平均 QRS 軸は右上を向いていることを意味し，電気軸は左偏でなく極端な右偏という判定となる．

平均 QRS 軸の左偏については，たとえば下壁心筋梗塞で III 誘導に Qr という所見があっても生じうる．しかし左脚前枝ブロックによる左軸偏位は，心室興奮の終末部が左上を向くことによって起こるので，心筋梗塞の Q（つまり心室興奮の初期ベクトル）の影響で QRS 平均軸が左偏しても，これは左脚前枝ブロックではない．

本症では V_5, V_6 で深い S 波を画く．これは V_5, V_6 という電極で左上へ向かう心室の終末興奮を見送っているためである．ここでもっとも重要な所見は aV_L における近接様効果のおくれであり，しかもこれは V_6 のそれよりさらに遅延しているという特徴である．

ところで本症の基礎疾患としては，虚血性心臓病，高血圧心，大動脈弁膜症，特発性心筋疾患といったところが代表である．とくに虚血性心臓病で左脚前枝ブロックを伴う症例の半数が，3枝に及ぶ高度の冠動脈硬化をもっているというところに臨床的意義は大きい．ここで，肺気腫の症例が一見して左軸偏位を呈することに注意する必要がある．しかしよく観察すると QRS の終末ベクトルは右上を向いているのであって，III や aV_F に S 波が画かれてはいても，I では小さな r 波をもっているものである．このものを偽左軸偏位パターンと呼ぶこともある．

2. 左脚後枝ブロック

左脚後枝ブロックその特徴を**表20**に示すが，左脚後枝ブロックの右軸偏位の

表 20　左脚後枝ブロックの判定基準

一般的基準
1. QRS 軸が前額面で＋90〜＋180°
2. I で rS 型，II，III，aV_F で qR 型
3. QRS 幅は正常かわずか延長
4. aV_F または V_6 の近接様効果が aV_L より 0.015 秒以上おくれる

ミネソタコード
　この基準なし

限界をどこに定めるかについては議論が多い．＋100°以上，＋110°以上，あるいは＋120°以上と意見はさまざまである．いずれにせよ，本症の診断に当たっては，右軸偏位が他の理由で起こっていないかどうかの検討を進める必要がある．たとえば，右室肥大，肺気腫，側壁心筋梗塞でも右軸偏位は起こる．一口に言えば，左心側の病変を特徴とする疾患で右軸偏位を示しているときは，本症の存在が疑わしいということである．

　I や aV_L で rS 型，II，III，aV_F で qR 型というパターンは，とくに本症の診断に重要な点である．胸壁誘導の所見は肢誘導に比して診断情報に乏しいが，V_5，V_6 で深い S 波を示すことが多い．これは右下後へ向かう心室終末興奮の反映である．

　ところで左脚ブロックの心電図学的特徴については，あくまでも理論上の診断基準であって，実戦には役立たない．

　左脚後枝ブロックの基礎疾患は，左脚前枝ブロックの場合と同じである．ただし左脚後枝ブロックが単独で存在することはまれであり，多くは完全右脚ブロックに伴って出現するものである．つまり，それ自体では極端な右軸偏位を伴わないはずの完全右脚ブロックが，もし極端な右軸偏位を示しているときに本症の合併が疑われるわけである．

XI 異常 Q 波

　Q 波自体は正常者でもみられるし，心室内刺激伝導の方向が変わっただけでも画かれるものである．しかしここに述べる異常 Q 波とは，心筋の一部が活動電流を欠くこと，つまり心筋壊死の反映としての Q 波という意味である．

　心筋壊死によらない Q 波の正常限界は，III と aV_R を除いて幅 0.03 秒未満，深さ 4mm 未満とされている．そして一般に，Q 幅が 0.04 秒以上で深さが 1.0mm 以上の場合は異常 Q と認めるが，III や aV_F では 0.05 秒以上の幅でないと異常 Q とは断定しにくい．Q 幅が 0.03 秒以上で 0.04 秒未満のものについては，2.0mm 以上の深さで R の 25％ を超えていれば異常 Q であることが多い．もちろん，正

常範囲の幅と深さである Q 波も，V_1，V_2 などの元来は R 波で始まる誘導にみられるときは異常である．しかしこれは必ずしも心筋梗塞の反映ではない．

　でも実際には，Q の幅と深さだけの計測で正常か異常かを判断するわけにはいかない．というのは，「異常 Q がない」といえば，それは心筋壊死つまり心筋梗塞がないと直観するのが臨床界の常識だからである．しかし実際に心筋梗塞例の心電図のなかには，発病当初は明らかな幅広い深い Q が示されていたのに，数カ月の経過とともに Q は幅も深さも正常範囲の数値にもどり，遂に Q 波が消失する場合すらある．そして Q 波が正常範囲内の値に改復した時期の心電図も，ST・T の特有なパターン（ST ドーム型上昇や冠性 T）を伴っていれば，臨床家はこれを心筋梗塞心電図と判読することができ，正常範囲であるはずの Q 波に異常の意味づけがされるわけである．

　言いかえれば，心筋梗塞心電図の判読方法が疫学専攻医と臨床医で多少とも違っているということである．たとえば前者は Q 波の幅と深さに診断の手がかりを求め，後者は心電図全体のパターンを眺め，Q 波の幅や深さの精密な実測は一律に行わないのが常である．

　ここでは心筋梗塞症例の心電図の解説はせず，異常 Q をいかに扱い，いかに解釈するかについて述べる．

　ところで異常 Q が心筋壊死の反映であると先に述べたが，心筋壊死は必ずしも心筋梗塞の結果ではない．それが特発性心筋疾患の結果である場合もある．また心筋梗塞でも心内膜下に限局するときは Q 波を画かないものである．とくに心筋梗塞でないのに異常 Q 波がみられる頻度は，V_5，V_6 で 4 ％，V_1〜V_4 やⅡ，Ⅲ，aVF では 46 ％に達する[45]．

　そこでミネソタコードの Q・QS コード（**表 21**）を心筋梗塞の実例と対応させた報告[46]によると（**表 22**），心筋梗塞全体としての感度（診断率）は 63.9 ％，その特異性は 76.4 ％にすぎない．まして異常 Q の出現誘導から梗塞部位を前壁か下壁か推定しようとすると，感度は 40 ％前後に低下してしまうし，前壁梗塞をさらに前壁・側壁と前壁・中隔に二分してみると，その感度は 20 ％を割ってしまう結果となる．

　表 23 は，ミネソタコードの Q・QS コードの心筋梗塞部位診断に対する価値を検討したものであるが[46]，その感度はきわめて低い．しいて感度のよい診断基準を前壁・中隔梗塞に求めると，V_1〜V_5 のいずれかで Q 幅＞0.02 秒かつ Q/R ＞1/5 であるが，それにしても 19.7 ％という低い診断率にとどまる．下壁梗塞の診断について，Ⅲまたは aVF での Q 幅を 0.03 秒とした場合と 0.05 秒とした場合を比べてみると，診断基準を緩めると感度は 7.9 ％から 9.0 ％となり，1.1 ％上昇するだけなのに，特異性は 82.4 ％から 52.9 ％と，29.5 ％もの低下が示されている．下壁梗塞の診断にもっとも感度がよいのは，Ⅱで Q 幅＞0.02 秒かつ Q/R ＞1/5，かつ aVF で Q 幅＞0.04 秒というところであるが，感度は 20.2 ％と低いも

表 21 ミネソタコード Q・QS

1－1－1	Q/R≧1/3，かつ Q≧0.03秒	I, II, V_2, V_3, V_4, V_5, V_6 のいずれか
1－1－2	Q≧0.04秒	I, II, $V_1, V_2, V_3, V_4, V_5, V_6$ のいずれか
1－1－3	Q≧0.04秒，かつ R≧3mm	aV_L
1－1－4	Q≧0.05秒	III
	かつ大多数の波形がQ≧1mm	aV_F
1－1－5	Q≧0.05秒	aV_F
1－1－6	QS型で右隣の誘導にR波があるとき	V_2, V_3, V_4, V_5, V_6 のいずれか
1－1－7	QS型	$V_1 \sim V_4$ または $V_1 \sim V_5$ のすべて
1－2－1	Q/R≧1/3，かつ 0.02≦Q<0.03秒	I, II, V_2, V_3, V_4, V_5, V_6 のいずれか
1－2－2	0.03≦Q<0.04秒	I, II, V_2, V_3, V_4, V_5, V_6 のいずれか
1－2－3	QS型（7－1－1があればコードしない）	I, II
1－2－4	0.04≦Q<0.05秒	III
	かつ大多数の波形がQ≧1mm	aV_F
1－2－5	0.04≦Q<0.05秒	aV_F
1－2－6	Q≧5mm	III, aV_F のいずれか
1－2－7	QS型（7－1－1があればコードしない）	V_1, V_2, V_3 のすべて
1－2－8	R≦2mm，右隣の誘導ではR>2mm 〔3－2, 7－1－1, 7－2－1, 7－3がない〕	V_2とV_3, V_3とV_4, V_4とV_5, V_5とV_6 のいずれか
1－3－1	1/5≦Q/R<1/3，かつ 0.02≦Q<0.03秒	I, II, V_2, V_3, V_4, V_5, V_6 のいずれか
1－3－2	QS型（3－1, 7－1－1がないとき）	V_1, V_2 ともに
1－3－3	0.03≦Q<0.04秒，かつ R≧3mm	aV_L
1－3－4	0.03≦Q<0.04秒	III
	かつ大多数の波形が Q≧1mm	aV_F
1－3－5	0.03≦Q<0.04秒	aV_F
1－3－6	QS型（7－1－1があればコードしない）	III, aV_F ともに

（ただし，6－1, 6－4－1, 6－8, 8－2－1, 8－2－2, 8－4－1で心拍数≧140のときはコードしない）

表 22 ミネソタコード 1－1～3 による心筋梗塞の診断

心電図上の梗塞部位	左室造影上の異常部位	感度	特異性
前壁・側壁	前壁・側壁・心尖	17.6%	92.7%
前壁・中隔	前壁・中隔・心尖	19.7%	97.1%
下壁	下壁・後壁	41.6%	83.0%
前壁梗塞全体	前壁異常例すべて	36.7%	87.0%
心筋梗塞全体	異常例すべて	63.9%	76.4%

のである．

　Coronary Drug Project ではミネソタコードによる心筋梗塞の部位診断まで期待しているが[13]，これは所詮，無理な要求かもしれない．とくに下壁梗塞の診断は，

表23 ミネソタコードによる心筋梗塞部位診断

		Q 波			感 度	特異性
		誘 導	幅	Q/R 比		
前壁中隔	1—1—1	V₁〜5	>0.03	—	9.1	92.9
	1—1—2	V₁〜5	>0.04	—	6.1	95.7
	1—1—7	V₁〜6	—	QS	4.5	97.1
	1—2—1	V₁〜5	>0.02	1/3	12.1	88.6
	1—2—2	V₁〜5	>0.03	—	7.6	94.2
	1—2—7	V₁,₂,₃	—	QS	4.5	95.7
	1—3—1	V₁〜5	>0.02	1/5	12.1	88.6
	1—3—2	V₁,₂	—	QS	7.6	94.2
	—	V₁〜5	>0.02 or >0.03	1/5	19.7	82.0
下壁	1—1—1	Ⅱ	>0.03	1/3	9.0	87.0
	1—1—2	Ⅱ	>0.04	—	4.5	94.1
	1—1—5	aV_F	>0.05	—	1.1	91.7
	1—1—4 ⎫ 1—1—5 ⎭	Ⅲ aV_F	>0.05	—	7.9	82.4
	1—2—1	Ⅱ	>0.02	1/3	10.1	81.2
	1—2—2	Ⅱ	>0.03	—	9.0	83.5
	1—2—5	aV_F	>0.04	—	5.7	85.9
	1—2—4 ⎫ 1—2—5 ⎭	Ⅲ aV_F	>0.04	—	9.0	69.4
	1—3—1	Ⅱ	>0.02	1/5	11.2	77.0
	1—3—5	aV_F	>0.03	—	5.6	80.0
	1—3—4 ⎫ 1—3—5 ⎭	Ⅲ aV_F	>0.03	—	9.0	52.9
	1—1—1 ⎫ 1—3—5 ⎭	Ⅱ aV_F	>0.03	1/3	14.6	87.1
	1—2—5 ⎫ 1—3—1 ⎭	aV_F Ⅱ	>0.04 >0.02	— 1/5	20.2	85.0
前壁・側壁	1—1—1	Ⅰ, V₆	>0.03	1/3	5.8	94.2
	1—1—2 ⎫ 1—1—3 ⎭	Ⅰ, aV_F, V₆	>0.04	—	4.4	100.0
	1—2—1	Ⅰ, V₆	>0.02	1/3	10.3	94.2
	1—3—1	Ⅰ, V₆	>0.02	1/5	14.7	91.3
	1—3—3	aV_F	>0.03	—	1.5	97.0

スカラー心電図よりベクトル心電図のほうがはるかに優れているものである[47].

　ミネソタコードは異常所見の重みの順に並べてあるだけに，Q・QS項にしても1—1は1—2や1—3に比べてより確実な心筋梗塞と評価されがちであるが，実はBlackburn自身も言っているように，1—1—1はかなり確実性のある心筋梗塞と理解してよいが，1—1—2となると多数の偽陽性者が混入し，1—1—3はまったく当てにならぬ項目である．

表 24 ミネソタコードによる心筋梗塞診断

ミネソタコード	感 度	特異性	予測値
1—1のみ	41.5%	94.2%	44.9%
1—1〜2	52.8%	86.9%	31.5%
1—1〜3	56.6%	83.0%	27.5%
1—1	41.5%	94.2%	44.9%
1—2	11.3%	92.7%	15.0%
1—3	3.8%	96.1%	10.0%

表 25 集団検診におけるミネソタコード（Q・QS）と真の心筋梗塞

| | 総 数 | 心筋梗塞 | | |
		なし	疑	あり
1—1—1	3	—	—	3
2	1	1	—	—
3	1	1	—	—
4	1	—	1	
5				
6				
7				
1—2—1	4	4	—	—
2	2	—	2	—
3				
4	5	5	—	—
5				
6	8	8	—	—
7	6	4	2	—
8	5	4	1	—
1—3—1	5	5	—	—
2	10	8	1	1
3	26	26	—	—
4	28	28	—	—
5				
6				
計	105	94	7	4

表 24 は養護老人ホーム浴風園の剖検例を対象とした成績[48]を統計処理したものであるが，1—1の感度も 50％以下であり，1—2 や 1—3 となると，それぞれ 11.3％，3.8％に低下する．1—1 と 1—2 の両者を合わせてみても感度は 52.8％にしか上昇しないが，予測値〔(真陽性/真陽性＋偽陽性)×100〕は 31.5％に低下する．

なお健康者を主たる対象とした集団検診に当たっては，多数の偽陽性者がチェ

ックされ，診断率はかなり低率となってしまう．たとえば**表25**は群馬県農山村地区で行った40〜64歳4,978名の集団検診成績であるが，ミネソタコードQ・QS項に該当した105名のうち真の心筋梗塞であるものは4名にすぎない．しかも3例は1−1−1である．1−3−3，1−3−4は多数チェックされるが，その中に心筋梗塞は1例も含まれていないという結果である．

　この偽陽性異常Qは，aV_L，Ⅲに多く，またV_4，V_5にも多い．さらにV_1からV_2（時にV_3）にかけてのQS波も偽陽性が多い．このaV_L，Ⅲの偽陽性Qは心臓の位置異常で，V_4，V_5の偽陽性Qは左室肥大に，V_1〜V_3のQS波は慢性閉塞性肺疾患のときに出やすい．実際には左室肥大のときにV_1，V_2でともにQS波を呈することがあるが，この所見はミネソタコードでチェックしない申し合わせがなされているので，実害はない．同じV_1〜V_3のQS波でも心筋梗塞によるものは，Qの起始部に凹凸を示しているが，左室肥大や慢性閉塞性肺疾患の際のQSはすんなりしたQS波であることが鑑別の要点となる．

　そのほか，肺塞栓，左側自然気胸，漏斗胸，左側心膜欠除，僧帽弁逸脱症候群，アミロイドーシス，筋萎縮症で偽梗塞波形が出ることが知られているが，これらの集団検診上の頻度は低いものである．

Ⅻ 電気軸の偏位

　正常電気軸は0°〜+90°とも−30°〜+90°ともいわれている．しかし電気軸の偏位自体が重要視されるのは，左脚ヘミブロックの診断と右室肥大の診断であって，実際にはその値をいちいち計測する必要はない．ただこまかいことであるが，僧帽弁狭窄の交連切開術をしたあとで，再狭窄が起こっているかどうかの判定には，その値の計測が重要な意義をもっている．

　ところで電気軸が+90°以上右偏しても，30歳以前ではそれ自体は正常所見であり，40歳以降では−30°以上左偏しても，ほかに左脚前枝ブロックや左室肥大

表26　軸偏位の判定基準

ミネソタコード			
2−1……左軸偏位	− 30°〜− 90°	……………	Ⅰ，Ⅱ，Ⅲ
2−2……右軸偏位	+120°〜−150°	……………	Ⅰ，Ⅱ，Ⅲ
2−3……右軸偏位	+ 90°〜+119°	……………	Ⅰ，Ⅱ，Ⅲ
2−4……極端な軸偏位	− 90°〜−149°	……………	Ⅰ，Ⅱ，Ⅲ
2−5……不定軸	前額面にほぼ90°	……………	Ⅰ，Ⅱ，Ⅲ

（6−1，6−4−1，6−8，7−1−1，7−2−1，7−4，7−8，8−2−1，8−2−2，8−4−1で心拍数≧140，9−1のときはコードしない）

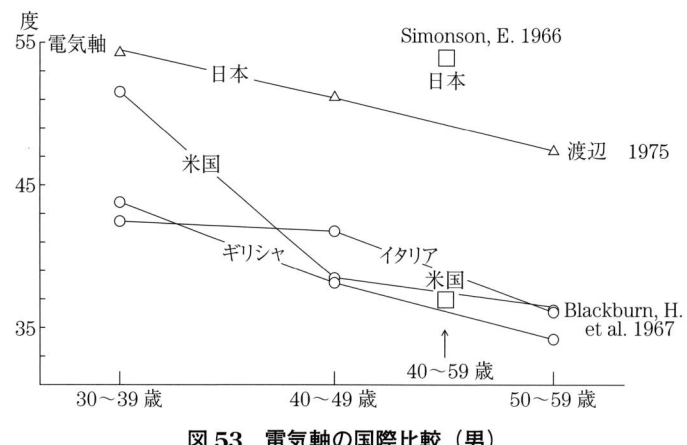

図53 電気軸の国際比較（男）

の所見がなければ，左軸偏位自体は病的意義をもっていない．ということは，30歳以前では電気軸が0°より左に向くとき，40歳以降では電気軸が+90°より右を向いているときに注目すればよいということになる．

　ミネソタコードでは電気軸偏位を詳細に分類している（**表26**）．これは正式に軸の計算を行わないでも，図30（82頁）から理解できるように，各肢誘導の上向きの振れ（R）と下向きの振れ（QおよびS）との代数和を比べることによって判定できる．つまり「2―1」とは，QRSがⅠで圧倒的に上向きであり，Ⅲでは下向き，Ⅱでは0（つまりRとQ＋Sが等しい）か下向きである．2―3はQRSがⅡ，Ⅲで上向きでⅠが0か下向きである．2―2ではQRSがⅠで下向き，Ⅲで0または上向きであり，Ⅰの代数和はⅢの代数和の1/2以上である．2―4ではQRSがⅠ，Ⅱ，Ⅲすべて下向きとなる．2―5とはⅠ，Ⅱ，Ⅲの代数和がそれぞれ0であるとか，三つの誘導からの知見が軸の決定に不合理なときである．

　しかし実際問題として，ミネソタコードの電気軸分類は，単独所見としての意義に乏しい．この電気軸は心臓の加齢に関係するもので，高齢者ほど左へ偏するといわれているが，各国の平均電気軸を比べてみると，**図53**に示すように日本人の電気軸は左偏しにくい傾向がみられる．しかも同じ日本人でありながら，地域住民の電気軸は都市化した集団のそれに比べて，より左偏しにくい傾向がみられる．これは主として肥満度の差によるものと推測される．

　表27は電気軸とそれに影響を及ぼす諸因子との2変数相関を示したものであるが，電気軸に大きく影響しているのは肥満の指標である．レニングラード攻防の時期に，ソ連国民の電気軸がいっせいに右偏したという興味ある報告も，その理由は肥満の是正にあったと推測する．つまり，肥満体では横隔膜挙上により横位心となり，電気軸もより左偏するということである．このことから細長型の体格では電気軸は右偏し，肥満体では電気軸が左偏しても生理的現象と解釈せざる

表27 電気軸との2変数相関係数（p＜0.05）

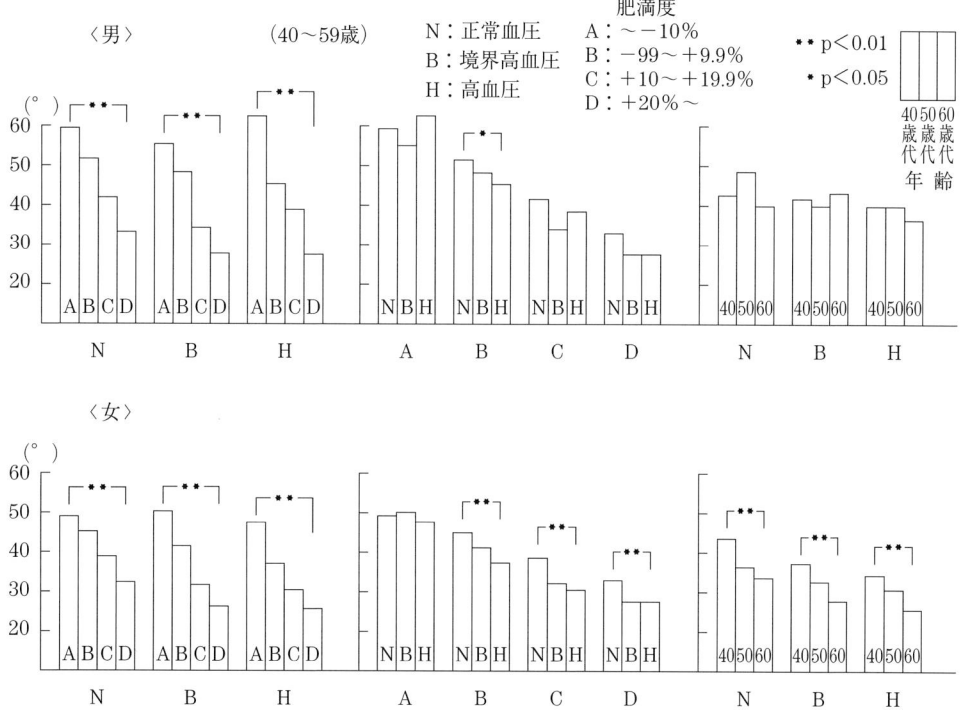

項目 \ 性・年齢	男			女		
	40〜49	50〜59	60〜69	40〜49	50〜59	60〜69
最大血圧	−	−	−	−0.144	−0.070	−
最小血圧	−	−0.141	−	−0.172	−0.167	−0.152
肥満度	−0.316	−0.345	−0.357	−0.209	−0.272	−0.234
皮　厚	−0.237	−0.221	−0.274	−0.153	−0.204	−0.168
BMI	−0.360	−0.335	−0.351	−0.223	−0.274	−0.235
	−0.065			−0.189		

図54 電気軸

をえない．

　ここで群馬県農山村地区の集団検診における電気軸の実態を示す（**図54**）．これによると男女ともに電気軸に大きく影響を与えている因子は肥満度であり，血圧と年齢因子は女性だけにしか関連が示されていない．

XIII ST異常

　ST異常にはST上昇とST下降がある．ミネソタコードでは，QRS幅が広い場合（WPW症候群，完全左脚ブロック，完全右脚ブロック，心室内ブロック）は

表28 ミネソタコードST-JおよびST部下降

4－1－1	ST-J↓≧2.0mm，かつST部は水平あるいは下り坂	Ⅰ，Ⅱ，aVL，aVF，V₁，V₂，V₃，V₄，V₅，V₆のいずれか
4－1－2	1.0mm≦ST-J↓＜2.0mm，かつST部は水平あるいは下り坂	Ⅰ，Ⅱ，aVL，aVF，V₁，V₂，V₃，V₄，V₅，V₆のいずれか
4－2	0.5mm≦ST-J↓＜1.0mm，かつST部は水平あるいは下り坂	Ⅰ，Ⅱ，aVL，aVF，V₁，V₂，V₃，V₄，V₅，V₆のいずれか
4－3	ST-J↓＜0.5mmであるがST部が下り坂かつST部あるいはTの最低部がPR基線下少なくとも0.5mmに達する	Ⅰ，Ⅱ，aVL，V₂，V₃，V₄，V₅，V₆のいずれか
4－4	ST-J↓≧1.0mm，かつST部は上り坂またはU字型	Ⅰ，Ⅱ，aVL，V₁，V₂，V₃，V₄，V₅，V₆のいずれか

（6－1，6－4－1，6－8，7－1－1，7－2－1，7－4，7－8，8－2－1，8－2－2，8－4－1で心拍数≧140のときはコードしない）

ST上昇を無視するが，それ以外の場合は，$V_1 \sim V_4$のいずれかのST上昇が2.0mm以上，Ⅰ，Ⅱ，Ⅲ，aVL，aVF，V₅，V₆のいずれかのST上昇が1.0mm以上を，すべて9－2としてチェックしている．しかし実際には，上に凸（いわゆるドーム型）のST上昇でないかぎり，単独に扱われた9－2所見はまず病的意義をもっていないと判断してよい．ST上昇それ自体が病的意義を有するのは，急性心筋梗塞や心膜炎であるが，この場合は心電図以外にもそれなりの特徴的臨床所見を伴うはずで，心電図上のST上昇だけという症例は，臨床的に病的意義のないものである．ただし例外はBrugada型波形や右側早期再分極型の異様なST上昇である．この波形は右脚ブロックと誤診されることも多い（図57，図59）．

　これに対してST下降は，それが軽度であっても病的意義をもつ場合が少なくない．

　表28はST下降のミネソタコード分類であるが，とくにST下降が水平ないし下り坂で陽性Tを伴うパターンは，臨床的な心筋虚血に対応する特有な所見と注目されている．

　ところが安静時の心電図では，左冠動脈狭窄例の56％はSTに異常をきたさず[49]，たとえ主幹動脈が3枝ともに狭窄していても，16％[50]あるいは28％[51]もの者がSTに異常を示さないとされる．ここに，虚血性心臓病の診断には運動負荷心電図を必要とするという現在の考え方が生まれたが，健康集団を主たる対象とした運動負荷試験成績によると，負荷陽性例の1/3は冠動脈に異常がなく[52]，とくに40歳以降の女性については健康者の25％に負荷陽性所見がみられる[53]．

　したがって，無症状例の場合には運動負荷で陽性所見が得られたとしても，その臨床的意味づけはまったく不可能というのが現状である．この点について，運

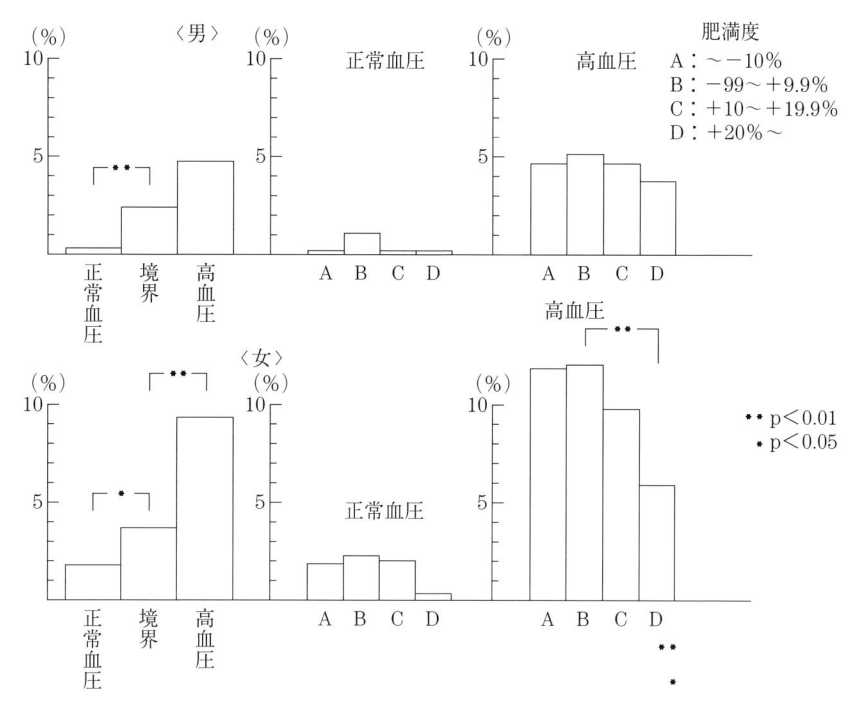

図55 4—1〜3 出現頻度（40〜59歳）

　動負荷後のR電位が増高するものは真の陽性であり，そうでないものは偽陽性だとする者もあるが[54]，いずれにせよ，無症状で一見健康にみえる例の安静時心電図がST異常を示した場合，これを臨床的にどう解釈するのかは，きわめて困難な問題である．

　実際に健康診断や集団検診の場で，STが水平ないし下り坂下降を呈し，心筋虚血の波形にそっくりのパターンが記録されることはまれでない．**図55**は群馬県農山村地区の集団検診で，STの水平ないし下り坂下降を示した心電図（4—1〜3）のうち，いわゆるストレイン型によるST異常を除き，心筋虚血に酷似した心電図の出現頻度を示したものである．これによると，男性に比べて女性は虚血性心臓病が少ないはずなのに，心電図の虚血パターンは女性が男性よりはるかに多いことがわかる．しかも血圧別にみると，虚血パターンは高血圧群に高頻度に発生している．血圧が高くてこの種のST異常が伴っていると，直感的には真の心筋虚血と速断されがちで，実際に虚血性心臓病の治療まで受けている場合も少なくない．ただしこのような症例を女性についてみると，肥満体より，標準体格やむしろやせ型に頻度が高いようである．

　つまり心電図の虚血パターンは高血圧で肥っていない女性に多発するということである．もし狭心症状があれば，これを虚血性心臓病と判断してよかろうが，無症状の際は偽虚血パターンを疑ってかかる必要があろう．

XIV T異常

T波異常には電位増高と電位低下とある．ミネソタコードでは，QRS幅が広い場合（WPW症候群，完全左脚ブロック，完全右脚ブロック，心室内ブロック）を除いて，aVR以外の誘導でT＞12.0mmの所見を9—5としてチェックしている．しかしこの所見は実際には病的意義をもっていない場合のほうが多い．要するに，これらT増高や凹凸形成は非特異的な所見で，その他の心電図所見ならびに臨床所見に異常がない場合は，まずは病的意義をもっていない．

T波電位の減少ないしは陰性所見を，ミネソタコードは**表29**のように分類している．ここで5—5は原著にはないが，日循協で追加した項目である．

ところでT波の電位が減少したり陰性化したりする背景は千差万別で，器質的心臓病によることもある反面，健康者でも過呼吸，食事，精神的・感情的要因で起こることがある．ただ同じ陰性Tでも冠性Tと異名のある，左右対照性の深い陰性Tは心筋虚血にしばしば見受けるものであるが，一般に−5.0mm未満の陰性Tを異常と判断するには，それがどの誘導に現れ，陰性Tのほかにどんな異常所見が心電図に示されるかを検討しなければならない．

一般的には，陰性TがII，III，aVFに現れれば左室下壁の異常を考え，これがV_1～V_3に現れたときは右室の変化を，V_5，V_6に現れたときは左室前壁や側壁の変化を考え，I，aVLに現れたときは左室の高位側壁の変化を考える．これはQ波出現誘導と心筋梗塞の部位診断に似ている．また陰性TがV_3～V_4に現れ，V_1

表29 ミネソタコード T項

5—1	陰性 T≧5mm	I，II，V_2，V_3，V_4，V_5，V_6，aVL（ただし R≧5mm），aVF（ただしQRSが主として上向き）のいずれか
5—2	陰性Tあるいは2相性T（±または∓型）で1mm≦陰性相＜5mm	I，II，V_2，V_3，V_4，V_5，V_6，aVL（ただし R≧5mm）aVF（ただしQRSが主として上向き）のいずれか
5—3	Tがゼロ（平低）あるいは陰性，または2相性（∓型のみ）で陰性相＜1mm	I，II，V_3，V_4，V_5，V_6，aVL（ただし R≧5mm）のいずれか
5—4	陽性TでT/R＜1/20 ただしR≧10mm	I，II，aVL，V_3，V_4，V_5，V_6のいずれか
5—5	陽性Tで1/20≦T/R＜1/10 ただしR≧10mm	I，II，aVL，V_3，V_4，V_5，V_6のいずれか

（6—1，6—4—1，6—8，7—1—1，7—2—1，7—4，7—8，8—2—1，8—2—2，8—4—1で心拍数≧140のときはコードしない）

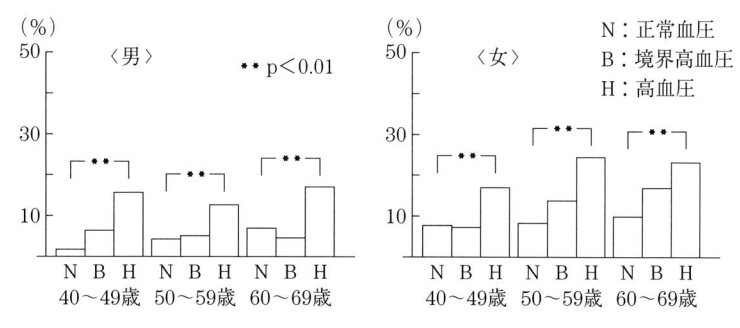

図56-A　5-1～4出現頻度

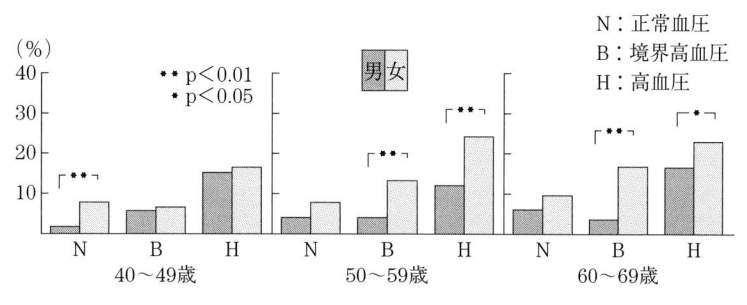

図56-B　5-1～4出現頻度

～V_2やV_5～V_6で陽性Tを示すときは心筋虚血の疑いがもたれる．これは左冠動脈前下降枝領域を中心とした局在的変化を暗示しているからである．しかし一方で，この局在的T陰性所見は健康若年者にしばしばみられる．もちろんV_1，V_2の陰性Tは右室の変化ではなく正常範囲の所見であることが多い．

また，下壁とか前壁の変化といっても，その背景にある原因まで教えるものではない．したがってこれらを非特異的T異常と総称し，その臨床的意義づけは他の臨床所見と相まって検討する必要がある．ところが，これら所見を心筋自体の病変と受け止めて心筋障害と名づけたり，心筋虚血の結果と速断して薬物治療が行われている症例が少なからずあるようである．

ところで群馬県農山村地区の集検で5-1～4所見の出現頻度をみると（**図56-A**），正常血圧群より高血圧群に高率であるのは当然としても，ST異常にみられたように，女性に高率である現象が示される（**図56-B**）．つまり高血圧女性は3-1（左室肥大型）は呈しにくいがST・T異常は伴いやすいということである．このような非特異的ST・T異常は交感神経系の緊張亢進に関係が深い[55]．とくにT波の偽虚血パターンはカリウム投与で改善することが古くから知られているが，これら非特異的ST・T異常を，Ⅰ型（下壁・側壁または前壁・側壁誘導で平低ないし陰性のT波），Ⅱ型（V_3～V_4の局在性陰性T波），Ⅲ型（下壁または前壁・側壁誘導でのST下降）の3群に分けた検討では，Ⅰ型は入院安静

表 30　心電図虚血パターンの信頼性

		集　団　検　診	臨　　　床
被　験　者　数		1,000名	1,000名
虚血性心臓病数		10名	250名
虚血あり パターン	(1) 真陽性 (2) 偽陽性 (1)+(2)	10×0.7＝7名 (1,000−10)×(1−0.9)＝99名 106名	250×0.7＝175名 (1,000−250)×(1−0.9)＝75名 250名
真の虚血/虚血パターン		7/106＝6.6%	175/250＝70.0%
虚血なし パターン	(1) 偽陰性 (2) 真陰性 (1)+(2)	10×(1−0.7)＝3名 (1,000−10)×0.9＝891名 894名	250×(1−0.7)＝75名 (1,000−250)×0.9＝675名 750名
偽陰性/正常パターン		3/894＝0.3%	75/750＝10%

感度 70%，特異性 90%

や鎮静薬あるいは交感神経β受容体遮断薬で正常化するが，Ⅲ型はこれに応じないということである[56]．

このⅠ型とⅡ型はともに運動家にしばしばみられる所見であり[57]，Ⅲ型については，運動負荷で陽性所見を呈する場合，β受容体遮断薬投与後はむしろ運動負荷で正常波形にもどるともいわれている[58]．

ここで，ST・Tを含めて心電図の虚血パターンの信頼性について考えてみよう．まず臨床医の多くは心筋虚血波形に出合ったとき，感度70%，特異性90%程度の印象に基づいて対処しているのではなかろうか．感度というのは，真の心筋虚血患者のうちST・Tの虚血パターンを呈する者の比率であり，たとえば100人の本患者のうち異常パターンを示した者が85名あったとすると，感度は85%ということである．特異性というのは，心筋虚血のない者で異常パターンを呈さない者がどのくらいの率にみられるかということで，たとえば特異性90%というのは，心筋虚血のない100名の中で，心電図に虚血パターンを呈さない者が90人いるという意味である．ということは偽陽性者が10人いるということになる．

ところで病院や診療所の窓口で，患者の訴えが狭心症に似ているというところから診断確定のために心電図検査を行う場合は，真の虚血性心臓病を有する患者の数は多いはずである．ここで心電図検査を行った1,000例のうち250人が真の患者であったと仮定してみる（**表30**）．そうすると，感度70%，特異性90%ということなら，虚血性心臓病患者のうち175名，虚血性心臓病でない患者のうち75名が虚血パターンを呈し，これを合わせると250名となり，心電図の虚血パターンが真の心筋虚血である可能性（予測値）は70.0%（175/250）という結果である．つまり虚血パターンの診断信頼性は高いものである．

これに対して健康者を主たる対象とした集団検診では，真の虚血性心臓病患者の数は決して多くない．たとえば1,000人の検診のうち真の患者が10名しかなかったと仮定してみよう．そうすると，感度70％，特異性90％ということであるから，虚血性心臓病10名のうち7名が虚血パターンを呈する．そして99名の偽陽性者が出現することとなる．ということは，心電図に虚血パターンが得られたとしても，真の心筋虚血によるものはそのうちの6.6％（7/106）にすぎない結果となる．別の見方をすれば，虚血性心臓病患者の数の10.6倍（106/10）の症例が虚血パターンを示すということで，その診断価値は認めるわけにいかないものである．

このことはBayes定理が示すように，虚血性心臓病の出現率が高い病院での成績は心電図の診断価値が高いのに対し，その出現率が低い集団検診では，偽陽性例が多くて，虚血性心臓病発見を目的とした心電図検査の価値はきわめて低いという羽目におちいる結果を示唆している．

また，ST・Tに虚血パターンが示されなくても虚血性心臓病は否定できないという考え方が臨床界の常識となっている．それはそのはずで，ここに挙げた仮の臨床集団にあっては，ST・Tに異常がない750名のうち10％（75/750）は病気をもっているからである．これに対して集団検診にあっては，偽陰性例が0.3％（3/894）しかなく，ST・Tに異常がなければ，他に虚血性心臓病を思わせる所見がないかぎり，ほとんど気にする必要はなかろうと考えてよい．

つまり，STにせよTにせよ，心筋虚血パターンを呈する心電図に出合った場合，狭心症を訴えて来院した患者についての対応と，健康者を主たる対象とした集団検診の被験者についての対応とは相違するという点に留意する必要がある．

一口に言うと，無症状例の場合は心電図の虚血パターンの診断価値がないという結論である．それでは典型的な狭心症の訴えがあれば診断価値が出てくるのかというと，男性の場合はそう言ってよい．ただし冠状動脈の病変有無から言うと，女性ではたとえ典型的症状がある例でも実際に冠状動脈に病変を有する者は半数しかないし，自覚症状が非典型的な場合は，心電図に虚血パターンを示しても，女性の場合そのほとんどが冠状動脈は正常である[59]．

XV U 異常

U波はどの誘導であっても，1.5mmを超えて増高する場合は異常と考えられている．これはいかなる際に起こるかというと，低カリウム血症でも交感神経緊張でもよい．ただ実際にはU波増高の単独所見を臨床的に意味づけすることはきわめて困難で，他の所見と相まって総合的に判断されるものである．

U波増高の意味づけが難しいのに対し，陰性U波は病的であることが多い．ことに左室肥大や心筋虚血でⅠ，aV_L，V_5〜V_6に陰性U波がみられ，右室肥大

ではⅡ，Ⅲ，$V_1 \sim V_2$ に陰性 U 波が現れるが，とくに心室の容積負荷のときに陰性 U 波を呈しやすいといわれている．つまり同じ左室肥大でも大動脈弁閉鎖不全に，同じ右室肥大でも心房中隔欠損の際に陰性 U 波がみられやすいものである．

異常 U 波についてミネソタコードの原著ではコード化されていないが，第 5 次循環器疾患基礎調査（厚生労働省）では，Ⅰ，Ⅱ，$V_4 \sim V_6$ のいずれかで 0.5mm 以上の陰性 U 波がみられた場合を 9―6 とコードしている．

XVI QT 時間異常

QT 時間の短縮は高カルシウム血症や digitalis 投与で起こる．後者に関しては，digitalis 投与中の患者にみられる ST・T の虚血型パターンが，はたして心筋虚血によるものか digitalis の影響かを判別するのに，QT 時間を参考にできることがある．これは心筋虚血の場合は QT が延長する傾向にあるためである．

QT 時間の延長は QRS 幅が広くなったときに二次的に起こるが，それは当然として，QRS 幅が広くないのに延長することがある．

XVII Brugada 症候群

1992 年，Brugada P と Brugada J は，特発性心室細動による失神発作を起こすがなんらの器質的心疾患ももたず，非発作時に特徴的心電図波形を呈する 8 例を報告した．その波形とは $V_1 \sim V_3$ で右脚ブロックに似ており ST 部上昇を示す．彼らによると全例が右脚ブロックだとしているが，真の右脚ブロックは 2 例だけで，残る 6 例は右脚ブロックなら随伴するはずのⅠや V_5，V_6 の幅広い S 波がみられない．つまり $V_1 \sim V_3$ の rSr′ に似た波形は，J 点上昇に続く ST 部上昇にすぎない．

その後，彼らは isoproterenol 投与で ST 上昇が消失したあとも rSr′ 波形が残っている症例を示し，真の右脚ブロックと報告しているが，著者の目には J 点上昇による見かけ上の r′ 波と判読される．

図 57 の心電図は $V_1 \sim V_3$ の ST が上昇しているが，とくに V_2 の ST-J 点の上昇は 6.5mm に達しており，その後の ST 部は急速に下降して陰性 T へ移行している．ST 上昇・陰性 T というパターンは心筋梗塞急性期にもみられるが，心筋梗塞の ST 上昇は J 点からこれほど急速に下降し始めるものではない．

この異様な ST 上昇は図 58 の症例と類縁の波形であるが，上昇した ST-J 点からなだらかに T 波に移行している点が違う．つまり RSR′ 型ではなく，あくまでも ST 上昇と判読できる波形である．となると，異型狭心症の発作時の所見も考慮に入れる必要があるが，実際には，異型狭心症が右胸壁誘導に限局した ST

8. 異常波形   137

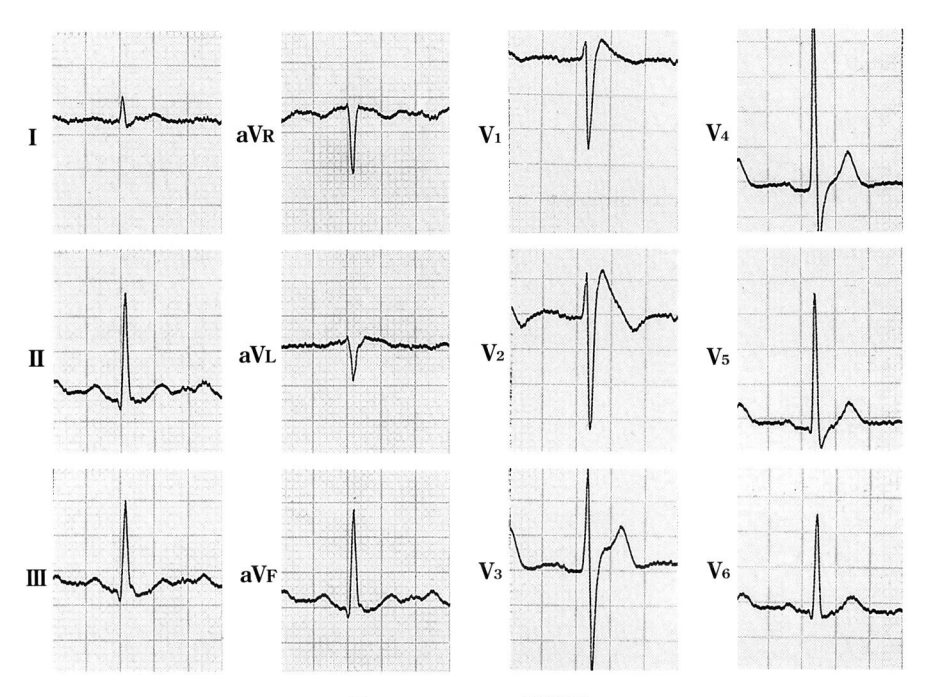

図 57　Brugada 型波形

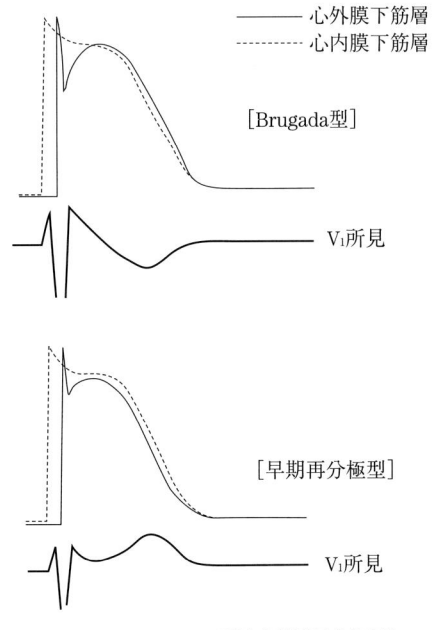

図 58　Brugada 型と早期再分極型

表 31 Brugada 型, 早期再分極型の ST 上昇所見に対する効果

増強	クラス I a, I c, Ⅲ の抗不整脈薬 とくに ajmaline, procainamide flecainide 迷走神経刺激
減弱	交感神経刺激 isoproterenol
増強と 減弱の 両報告あり	運動負荷 心房ペーシングによる心拍数増加

上昇を示したり, 陰性 T を伴うことはまずない.

1. Brugada 型波形の成因

本症における $V_1 \sim V_3$ の特徴的波形は, 右室心外膜下筋層の活動電位第 1 相が抑制ないし消失したために生ずる. これは一過性外向き K 電流 (Ito) 増強が原因となっている (図 58).

また, この特徴的な波形は増強されたり減弱されたりすることも知られているが, これは早期再分極症候群の ST 上昇についても同じである (**表 31**).

2. Brugada 型と早期再分極型との違い

Brugada P らによると, Brugada 型 ST 上昇の所見は右室側 ($V_1 \sim V_2$ 時に V_3) に限局し, 上昇した ST 部は右下へ向かって傾斜し陰性 T へ移行する. これに対して早期再分極型 ST 上昇は V_2 から V_4, V_5 と広い範囲にみられ, QRS 終了部にノッチが画かれる. そして ST 部上昇は上に向かって凹, つまりサドル型である. かつ両者の決定的違いは, 前者には心室細動発作があるのに後者にはそれがない点である.

たしかに早期再分極型波形は右室側 (図 42-A) と左室側 (図 41) があるのに対して, Brugada 型波形は右室側誘導だけにしかみられないが, その共通点は心外膜下筋層の活動電位第 1 相が心内膜下筋層のそれに比べて低いことにある.

図 57 は Brugada 型波形で, 心電図記録から現在まで 8 年経っているのに心室頻拍や心室細動を思わせる症状はない. また **図 59** は仮に早期再分極症候群としたが, Brugada 型とも早期再分極型とも区分し難い症例である.

要するに Brugada 症候群と早期再分極症候群との違いは, 前者が心室細動を起こすのに後者はそれがないということである. そして心室細動を起こすか否かは, 心室筋内の再分極や不応期にばらつきが大きいか小さいかが要因となっていよう.

つまり $V_1 \sim V_3$ における特徴的心電図波形の成因は程度の違いこそあれ両者と

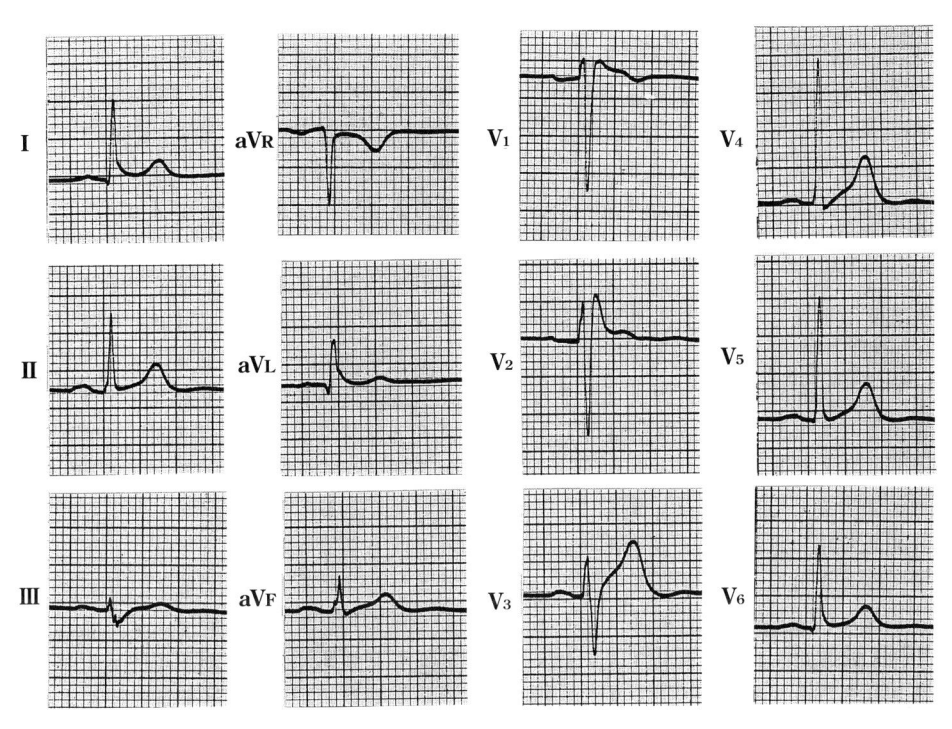

図 59 早期再分極症候群

も同じであり，V_1〜V_3の波形で両者を区別することはできないのではないかと考える．

　ところで Brugada 型波形は心室細動を起こしやすいとして臨床界へ紹介されただけに，現在は混乱期にある．実際に不特定多数の集団検診では，この種の心電図はまれならず発見されるが，心室細動を思わせる既往歴をもっている者はほとんどいない．にもかかわらず，臨床医に見つかると入院させられ，電気生理学検査を受ける．なかには植込み型除細動器を装着させられた症例も少なくない．

　心室細動例の側からみると肥大型心筋症が高率であるが，肥大型心筋症の多くは予後良好な疾患であることは臨床医の学識となっている．かつて心室期外収縮の R on T 型が必要以上に警戒された時代があるが，このタイプの期外収縮は基礎に心筋梗塞でもないかぎりあまり気にかけないでよいこともすでにわかっている．二段脈＋三段脈を呈する期外収縮は，かつて必要以上に重篤視されていた．

　なお左脚前枝ブロックを伴った完全右脚ブロックも，かつては完全房室ブロックの危険性が高いとして警戒された時期がある．

　つまり，心室細動の側からみると Brugada 型波形が目立つのかもしれないが，この種の波形を示す症例の多くは予後良好なのではないかと考える．

9 心電図自動診断

I 目 的

　心電図の自動診断は，その目的によって二つの方向がある．その一つは，臨床診断を目的としたもので，従来 PQ, QRS, ST, T などの電位，幅，各波形間の時間を測定することしかできなかった人間の目の生理限界を超えて，何かしら新しい重要所見を見出そうとする試みであり，さらには，発見された重要所見を取り入れて，医師の能力より優れた診断を機械的に行おうとする試みである．もう一つは，過去の経験から明らかにされた各種の心電図のパターンに基づいて，機械の正確さと高速性を利用し，心電図を能率的に分類しようとする試みである．

　前者については，人間の生理限界である記憶能力と計算能力に優れた威力をもつコンピュータを使って，心電図波形にひそんでいる新しい情報を発見し，臨床診断を期待しようとする試みがなされたことがある．つまりパターン識別過程に，Bayes の確率定理，2進法理論，判別関数，尤度法などを利用して，いくつかの注目すべき成果が挙げられている．

　たとえば，V_5 誘導だけで左室肥大の診断がより確実となり，専門医の目には同じ左室肥大としか判読しようがない心電図が，高血圧による左室肥大と大動脈弁閉鎖不全による左室肥大とに鑑別されている[60]．計算機が両疾患を鑑別したコツは，PQ 時間，T 電位，J 点偏位度，近接効果，P 幅に相違点を見出したためであるが，これら情報が両疾患の鑑別に有力項目であることは，専門医として考えてもいなかった事柄である．

　また，P 軸，QRS 軸，T 軸，QRS, ST・T, PQ, P の時間幅を情報として，肺動脈狭窄と動脈管開存との鑑別が症例の 77％に可能であり，この際は，T 軸と QRS 時間が両者の鑑別に大きな役割をしていることが明らかにされている[61]．

　ところで，ここに例として挙げた両疾患の鑑別は，臨床医にとっては診察だけで可能であり，なにもコンピュータを利用する必要はない．しかし専門医が気づ

かなかった重要情報が心電図波形に埋もれていた事実の発見は，かつて今後の研究成果に期待がもたれたが，現在は UCG をはじめ，核医学的検査や心血管造影検査に精密検査の地位を譲った．

これに対して後者は，医師の要望するパラメータの計測と識別分類をすればよいのであって，この目的のための装置はすでに実用化されている．

とはいっても，自動解析心電計は心電図の波形診断にとどまるのであって，集団検診や心電図のスクリーニング診断に有用ではあるものの，臨床の立場からみれば，専門医の上に出るものではない．

II 心電図自動診断の現状

心電図判読の難しさは，心電図の波形診断と基礎疾患の臨床診断との間に対応性が乏しいという点にある．たとえば，PR 延長，右脚ブロック，期外収縮，陰性 T 波などは，心電図所見としては明らかな異常でありながら，その臨床的背景なり意義についての判定は千差万別である．また，心電図所見と臨床診断が対応しやすそうな期待がかけられている虚血性心臓病にしても，その特徴ある ST 異常所見は冠状動脈硬化がかなりの程度進まぬと示されない一方，心筋虚血がなくても心筋虚血に酷似した ST 異常を呈する症例は少なからずいる．

臨床医は心電図を判読するに当たって，心電図所見を心臓病の諸徴候のごく一部と考え，患者の性・年齢・血圧をはじめ他の臨床検査所見や患者の訴えを総合して，最終的な臨床診断を下している．つまり，心電図に異常があっても，それがただちに臨床診断に結びつかず，心電図に異常がなくても心臓病を否定できないという，医学側の致命的問題がある以上，現時点としては臨床診断用のコンピュータは作成のしようがない．

ところで，臨床とは別に疫学の立場からみると，循環器集団検診において，たとえ心筋虚血と判断できなくても，非特異的な ST・T 異常や R 波の高電位所見が，虚血性心臓病や脳血管疾患の発生にリスクファクターとして働くことが知られている．つまり，この際の心電図判読は臨床診断と異なり，波形を一定の判断基準によって分類すればよい．この場合の問題は，限られた時間内に，莫大な数の心電図を確かな再現性をもって処理する点にある．

しかも集団検診の性格上，判読すべき心電図の大多数が正常所見ということになると，専門医をより高い次元の仕事に回して，スクリーニングの段階を機械化しようという考え方が成り立つ．ここに集団検診用の専門コンピュータ開発の意義がある．

一方，IC が登場し，そのメモリーがメガの時代となると，データを数値や文字としてタイプアウトしたり，計算能力もいっそうと増加したので，心電図波形の自動解析が容易となった．従来の心電計は，一貫して心臓の活動電位を歪みな

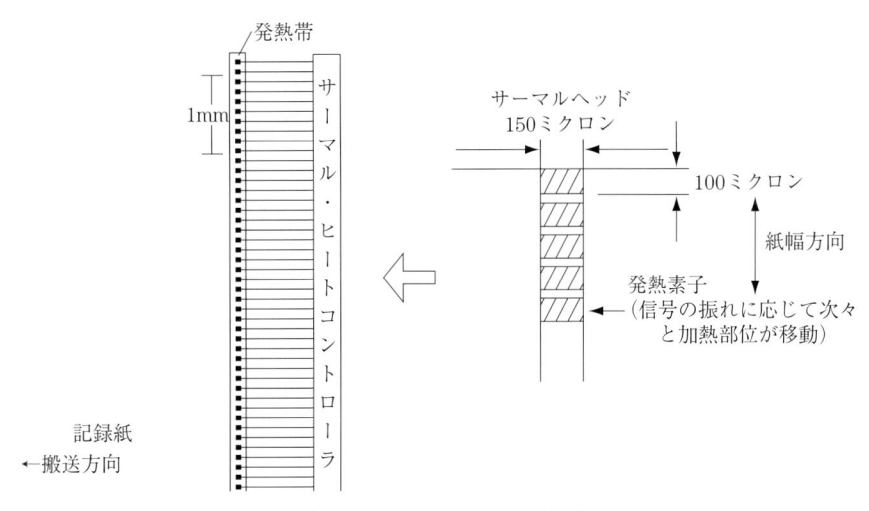

図60　サーマルレコーダ方式

くアナログ波形として記録することを目的に開発されてきた．ところが近年は，心電図のアナログ波形をA/D変換してデジタル化し，その数値を記憶回路に記憶し，このデータについて，基線補正，雑音消去，心電図のPQRSなどの区分点認識，各種パラメータの検出が行われ，その結果について，計測値は数字で，心電図判読結果やコメントは文字で印字されるいう画期的な心電計が出現している．この心電計をインテリジェント心電計と呼んでいる．

　ここで特記したいのは記録方式の革命である．心電図記録は写真式に始まり，インクペン，インクジェット，熱ペン方式へと発展していったが，ここへきてサーマルレコーダが開発された．その構造は，タテ100ミクロン，ヨコ150ミクロンの発電素子が1mmに8〜12個，直線上に配列されている（**図60**）．これだと，A/D変換後のデジタル信号をそのまま利用して，2msecごとに発電素子に通電し，感熱記録紙を焼きながら波形として記録される．このままでは実際の波形が点状になってしまうが，連続性をもたせるために，4msecごとのデータを移動平均しながら1〜2msecの頻度で記録が調整されるから，一目にはアナログ波形となっている．

Ⅲ 心電図自動診断の手順

　心電図から得られる情報には，大きく分けて，波形情報と，リズム情報とがある．波形情報には各棘波の大きさ・形状をあらわすもので，臨床診断において定量的評価がなされているが，リズム情報は，いまだ系統的な評価があまりなされていない．

　計算機にはアナログ方式とデジタル方式がある．前者は波形やリズムの判定に

は優れているものの定量的な測定精度は劣る．後者は測定精度が優れているものの，LSI とか VLSI とか呼ばれる高容量の IC が開発される以前は，装置が大型化し計算に時間がかかる欠点があった．現代の心電図自動診断の目的には，両者の長所を生かしたハイブリット型が多い．

　計算機による自動処理としては，実時間（オンライン）処理とバッチ処理がある．バッチ処理としては，被験者の心電図を磁気テープあるいは紙テープ上に記録しておき，ある一定量になった時点で計算機にかけるもので，大型計算機を用いたかつての臨床研究用のものに多かった．実時間処理のものは集団検診用あるいは実用診断用に用いられるもので，被験者から直接，計算機に心電波形を送り込み，心電図情報を計算に都合のよいデジタル量に変換して処理が行われる．

　つまり，被験者の心電図は A/D 変換器を通じてデジタル量に変換され，その数値は計算機の記憶回路に記憶される．このデータについて，それぞれ，基線の補正，雑音の消去，心電図棘波の識別，各種パラメータの検出などが行われ，その結果について，あらかじめ設定した基準と比較し，識別した結果を出力として印字するなり，液晶表示を行うなりの手順がとられる．

1. 入　力

　従来の心電計はペン書きを目的としていたため，それを計算機入力として用いる場合には，増幅器内部の雑音が障害となる．したがって計算機処理を目的とした心電計の増幅器は，できるだけ低雑音のものとする必要がある．

　また，計算機へ送りこむ入力は，できるだけ少量でかつ十分な情報を含んでいることが望ましい．その理由は，あまりに大きい測定量を扱わせると，それだけ記憶装置の容量を大きくする必要があり，磁気ドラムや磁気テープは情報の出し入れに時間がかかるので，装置が大きくなるだけでなく，時間もよけいにかかる不便さがあるためである．ただこれはミニコン時代の問題点であって，マイコンが普及した現在ではこの種の悩みはない．

　入力量を最小限度とするためには，通常記録している 12 誘導を全部でなく，そのなかで情報量を豊富に含む誘導だけを選んだり，Frank 直交誘導法の X，Y，Z 軸スカラー心電図（これなら三つの誘導ですむ）を選んだりする方法がとられた時代があったが，当時，著者らは P 波のはじまりから T 波のおわりまでの主要部分だけを記憶装置へ送り込む工夫を行って，12 誘導すべてを計測することに成功した．この点については近年のコンピュータ技術の向上により制約が除かれ，各誘導とも数心拍分を取り込んで計測することが可能である．現在，著者らが使用している装置では，任意の時間にデータ取り込み指令を出し，それ以後 5 秒間のデータを記憶させている．

2. A/D 変換

心電図というアナログ曲線を何秒おきにデジタル量に変換するかが一応問題になる．もちろん，心電図曲線を細分するほど正確な波形表現ができる反面，測定時間は細分に応じてよけいにかかるようになる．

一般に測定時間はその波形が含んでいる最高周波数の2倍以上で行う必要がある．つまり，波形をくずさない範囲で測定時間を極力きりつめようとするために，400回/秒，600回/秒，1,000回/秒などが行われている．心電波形の周波数成分は最高200Hz程度であるから，著者らは2.0 msecの頻度，つまり500回/秒を採用しているが，実際には，心電増幅器の雑音消去のために4個のサンプリング値を移動平均して，メモリーに送っている．

3. 基線補正

とくに集団検診では，一般臨床と異なり，被験者を短時間に検査する必要があるため，多少の基線動揺があっても迅速に処理しようとする努力がはらわれる．

ところで，皮膚の接触抵抗や体動その他の影響による心電波形のドリフトの補正法としては，低域通過型のフィルタを用いドリフト分のみを取り出して逆に差し引く方法や，1心拍前からのドリフト曲線を考慮して補正するなど，各研究グループによって異なる．

著者らは，直流電位の変位部について，はじめに補正を行い，ドリフトなどによる傾斜について実験的に300μV/secまでを直線補正しても測定誤差に影響がないことから，直線的に1ビットの誤差で近似的に補正を行っている．つまり，興奮開始点における直流電位（Z_1電位）を各データから引き算していき，興奮終了時の電位（Z_2電位）がZ_1電位より偏しているときには，Z_1からZ_2までの傾向について直線補正を行う．もし，$Z_1 Z_2$の傾斜が300μV/secを超えるときは，次の1拍分のデータを再検出するようにしてある．

4. 雑音消去

一般に心電図の測定においては，筋電図，心電増幅器の内部雑音，あるいは，交流障害などの雑音成分の混入をすべて除くということはできない．

この点については，各診断装置の雑音消去の方法は種々まちまちである．

しかし交流障害による雑音は，心電図記録時に工夫すれば，一般的に簡単に除くことができる．われわれは被験者用ベッドを工夫して，アルミ板を用いた特製ベッドを用いることにより，従来のシールド布に比較して20～30dB程度もよいシールド効果をあげている．

心電増幅器内部に発生する雑音成分は，心電図情報に比較して周波数成分は十分に高くパルス性であるところから，前述のごとくデータサンプル時に，数サンプルの平均値をとることにより除去を行っている．

筋電図成分については一般にデジタルフィルタによる方法，最小自乗平均法，放物線近似法など，各研究グループによって消去方式が異なる．この点については，測定中に筋電図の混入を防ぐ意味で銀電極を用いる実験や，混入した筋電図についてはQRS波を除く区間で移動平均法による消去法などを検討した．

また，心電図波形を正常心拍について数心拍を重畳する方法は，従来の測定法では見落とされたP波成分の検出を容易にするばかりではなく，雑音消去にもなるところから検討を行っている．

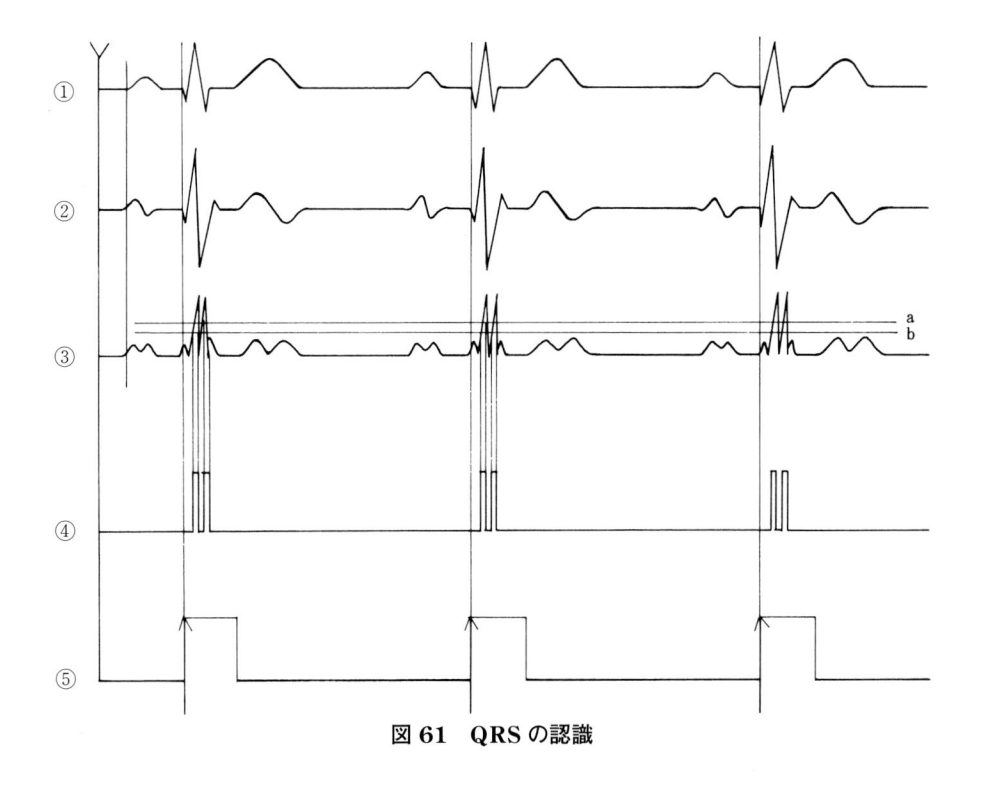

5．パターン認識

パターン認識は人間の目には容易であるが，機械にとってはまったく不得手で，心電図自動診断の最大の難所といえる．一般にはQRSをまず見つけ，その前をP，その後をTとする方式がとられている．このQRSを見つけるには，ベクトルの空間速度が最大の点，微係数の絶対値が最大となる点，あるいは移動分散最大の点が手がかりとなっている．

著者らの場合は，A/D変換器からのデータを記憶回路に読み込む際に，アナログ回路において微係数の絶対値が最大となる点を検出し，これをQRSの符号として同時に記憶させているので，この符号をパターン認識の手がかりとしている．この手順を図61に示すと，①は帯域フィルタを通った心電波形であるが，これ

図61　QRSの認識

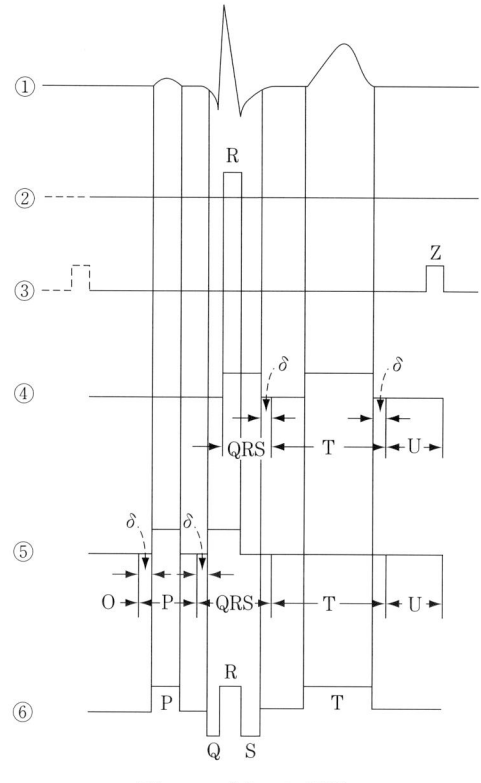

図62 パターン認識

を微分・増幅して②の信号を作る．次いでこの信号を整流して③の信号を得る．この信号に対して基準電圧aをもったコンパレータを通すと④の信号になり，これを単安定マルチバイブレータに通して⑤の信号を得る．この信号の立ち上がり時間がQRS内に含まれることを利用し，この前後のデータからQRSを判別するわけである．ところでQRS電位が小さくQRSを認識しにくい場合があるが，このときはコンパレータの基準電位を③のaからbへ下げることによって解決していく．

さて心電波形のパターン認識にあたっては，記憶回路のデータを順に呼び出し，QRSの信号（**図62**-②）が記憶されている番地を検出する．次にこの番地から±0.05mV振幅でスライスし，レベルを超えている間はQRSの信号をその番地の別の部分に記録し，順に次の番地をスライスしていく．そしてレベル以下になった番地から一定の番地の間は同一のQRS符号を記録する．さらにスライスしていくとT波が検出されるが，それが終了して一定の番地（δ）が過ぎるまでの間はTの符号を記録する．それが過ぎたあとはUとしてデータの最終番地まで記録しておく（図62-④）．

次に最終番地から逆方向にデータを読み出し，QRSの位置からデータをスライスして，QRSの前をP，Pの前をOと記録する．この場合も，Pがレベル以下

になってから一定時間までをPの符号を記録しておく（図62-⑤）．

以上の二つの操作で心電波形の大分類ができ，次の段階で，データの極性を判別しながら，±0.05mVでスライスし，最終的にパターンの認識を行う（図62-⑥）．

ただ上記方式では，STやPQが基線よりずれている場合に誤りを生ずるおそれがある．このようなときには，大分類の段階でQRSパルスの位置からスライスレベル以上の偏位が一定時間続く場合には，その時点以降をTと記録し，この部分については，次の段階で，この点から前の部分について大分類の符号を訂正しながら，データの変化点，すなわちQRS波のおわりの点を，その勾配の変化から検出して，その時点までをTとしている．

ST部の識別は，QRS波のおわりから100 msec以内はST部であると判断を行い，この区間が上昇か，下降かの識別を行う．また，ST部が上昇あるいは下降している場合には，この区間を基準としてその偏位の勾配から，水平，下り坂，上り坂などの判定を行っている．

6．パラメータ計測

パターン認識ができれば，各波形の幅や電位は簡単に求められる．心電波形に含まれているなんらかの情報を発見するためには，従来，医師が経験的に測定していた項目にとどまらず，計算機が得意とするこまかいパラメータを計測するのがよい．たとえばQRSを8等分して各点の電位を計算したり，QRSを10 msecごとに8時点における電位を計算したり，Q，R，Sの個々の時間幅や比率を計測したり，STの瞬時ベクトル，QRS群やST・T部分の時間積分値，Fourier分析してその係数を求めたり，ST・TについてST-J点より50 msecごとに7時点の波高値を計算したり，いろいろのパラメータが計測可能である．

ところで，自動解析を集団検診などの心電図波形分類に目的をおくときは，すべての計測をする必要はなく，必要に応じ簡単な項目だけの測定でよい．たとえば著者らはSTの測定にあたって，ST-Jから20 msecの位置と80 msecの位置の値を計測し，STの上り坂と下り坂の判定を行っていたがこれでは不都合な場合が多いので，現在は新たな方式を採用している．

7．論理判断

計測された各パラメータが正常か異常か，またはどのカテゴリーに属するかを判断する部門で，これにはあらかじめ診断基準の諸数値を記憶させておいて，これと比較させたり，確率論的な計算を同時に行わせたりする．

集検用の場合は，たとえばミネソタコードを記憶させておけばよいが，臨床診断用のものは，二進法理論，一次判別関数，確率密度関数，Bayes定理，尤度法などが利用されている．

これらのうち，二進法理論は枝分れ法とも呼ばれ，もっとも簡単なものである．確率論を用いた識別方式としては，Bayes 定理と尤度法が広く採用されている．しかし，これらの識別方法は，それぞれに一長一短があって，諸方式を適宜に組み合わせて用いる方法もある．

ところで，数個の疾患の判別に当たり，各診断項目は必ずしも 1 対 1 の関係にあるとはいえない．このようなときに判別関数による重みづけを各項目に施すことによって，より確率的に疾患を判別することができる．また Bayes の確率定理および尤度法により心電図所見から病名を推定する試みもあるが，事前確率すなわち疾患の発生頻度をも考慮する Bayes の定理が，この際，はたして妥当であるかどうか，この点いろいろな場合につき検討する必要がある．

二進法論理も絶対的なものではなく，たとえば V_5 の R が 2.6mV を超えていれば左側 R 高電位とか左室肥大とか印字されるが，2.6mV という限界値は決して絶対的なものではない．

したがって，この値を用いればある程度の誤診も当然発生する．しかし集団検診などにおいては，ある程度，偽陽性が含まれるとしても，絶対的診断を行うものではなくスクリーニングということからして，この方法が多く用いられているが，臨床診断を目的とした場合は，安易な考え方は禁物である．

著者らも二進法論理を用いたミネソタコードにより判別を試み，記憶容量や回路簡易の関係から，論理和・論理積などについてはできるだけ直列の回路（シリヤルアンド）を用いている．

8. 不整脈の自動診断

不整脈の解析は，1 心拍分の P，QRS，ST・T の解析とは扱い方を変えないとうまくいかない．これは 10 ～ 20 心拍以上にわたって P なり QRS なりを認識する必要があり，これをデジタル計算機で行うことは経済的にも時間的にも大きなマイナスで，この過程はむしろアナログ処理をしたほうが簡便である．つまり，アナログ・デジタルの長所を組み合わせて解析するのが望ましい．この点については，連続した 127 個の RR 間隔を入力とし枝分かれ法で不整脈の診断を試みているものもある[62]．

元来，不整脈の診断は循環器学専攻の専門家にとっても難しいもので，ことに複雑な不整脈になると，一時点の心電図だけでは結論の下しようがない場合も少なくない．まして，不整脈の診断には QRS や T 波に重なって認めにくい P 波を発見するか否かで結果はまったく異なってくるが，このような場合の P 波は，人間の目には見えても，機械で検出するのはきわめて困難である．つまり，RR 間隔のみで不整脈の解析がかつて試みられた理由はここにある．

著者らの自動解析装置も不整脈の項を扱っているが，元来が従来のミネソタコードに準じている点と，実際の集団検診で複雑な不整脈を呈することはまずない

という前提に立って識別過程を組み込んである．P波およびPQ時間はデジタル部門で極力測定を行っており，これとは別に帯域フィルタを介した心電図をアナログ処理し，両者相まって不整脈の解析を行っている．

つまり，心房細動や粗動におけるf波やF波は，入力回路において並列に帯域フィルタをかけて，これら成分が連続的に存在するかどうかを識別することにより判断を行い，その他の不整脈については，アナログ量におけるQRS検出回路の出力を用いてRR間隔の変動性より判断を行っている．そして，デジタル部門で得られたP波識別およびPQ時間を，これらRR間隔の情報に加味して不整脈診断を行っている．

不整脈の診断基準に関して著者らのものは，ミネソタコードに明記されていない種のものは独自に診断基準を作成し，訂正すべきものは独自に訂正している．

いずれにせよ著者らの方法では，複雑な不整脈の正確な診断は期待できないが，集検用のものはあくまでもスクリーニングを目的としたもので，判読不能の難しい不整脈はミネソタコード8—9に分類されれば実際上の支障はない．

Ⅳ 心電図自動診断の欠陥

心電図自動診断の成績と専門医の心電図判読とを比較してみると，パターン認識の時点ですでにいくつもの不一致がみられる．これを詳細に検討してみると，医師側の誤りと計算機側の誤りと両方の場合がある．

医師側の誤りのおもな点は，あまり重要でない項目の主観的な見逃しと，目の疲労その他による測定値の誤りである．これに対して機械の側についての致命的欠陥はいくつもある．

1. 1 心拍の波形計測しか行っていない

同じ誘導に記録した数心拍の波形は，厳密にはそれぞれ詳細な点で異なっている．これは，基線のごくわずかな偏位によることもあろうし，呼吸による心臓と電極との距離が変動することにも理由があろう．こういった場合に多少の波形変動をきたしても，それが一つのコードの基準範囲内におさまっていれば問題はないが，ランクの違うコードすれすれの波形である場合は，どちらか一方のコードがタイプアウトされる羽目となる．元来，ミネソタコード判定のための細則によれば，「多数決の法則」が適用されており，こういった場合の判定は「適正に記録されている波形の過半数が基準を満たすこと」や「平均的に判読すること」が申し合わされているし，医師もそのような判読のしかたをしているから，たまたま変動した波形だけを自動計測の対象としてしまった場合は，判読者の判定と自動解析の判定とに食い違いが生ずるものである．

近年，数波形の平均的計測をする解析装置が開発されているが，それでも満足

な結果は得られていない．

2. ノイズに弱いこと

　自動計測の最大の難点はノイズに弱いことである．このノイズは，心電図記録の技術的欠陥（交流混入，筋電図混入，電極不安定など）によることもあり，心電計自体から発生することもある．ノイズのなかでも低周波成分は心電図波形とともに記録されるから，記録された心電図を見れば判読者も誤診の納得が得られようが，超高周波成分のノイズは，ブラウン管でモニターできても，通常の周波数特性しかもっていない心電計では記録のしようがない．つまり，記録ずみの心電図波形をいかに検討しようが，自動診断のタイプアウト成績は得心しかねるという結果が起こる．この種のクレームは結構多いものである．

　心電計から発生するノイズを除去する責任はメーカーの側にあるが，近年は，心電計の性能が向上し，ノイズ発生の主たるところは電極自体の問題に集中している．ドリフトの少ない優れた電極は，長時間，心電図の連続観察を必要とするICUで現在使われているが，短時間内に多数の被験者の心電図を記録する集団検診にあって有用な電極は，いまだ実用の段階に入ってはいない．

　要するに皮膚と電極との接触を的確に処理する慎重な態度をとらないで，そのために生じた自動計測結果の誤りに不興を覚えるのは筋違いだということである．

3. スライスレベル

　心電図に混入してくるノイズは，装置の内部操作で除去する工夫がなされているが，それにしても最終的に多少のノイズが残ることになる．これを心電図波形と識別するためには，小さな電位変動をチェックしないという方式が実用的である．その結果，基線のノイズによる電位変動を真の波形と誤ることは避けられるが，反面，不都合なことも起こる．

　その第1は，低周波成分の波形幅の計測が実際より短く評価されることである．たとえば**図 63**に示すように，P波の立ち上がりは実際よりおそく，終了は実際より早めに評価されるため，P幅が短めに計測されることになる．とくにP幅は元来が狭いものであるから，心電図波形の実測値とのずれは相対的に大きいものとなる．ただしQRSのように高周波成分の波形ではスライスレベルによる計測値のずれはほとんど影響を受けない．そのことが，PQ時間についても実測値より短めに評価される結果となる．しかしこれらの問題は装置の内部処理で，大きな違いが出ないよう工夫されている．

　第2の点は，スライスレベルのため小さなR波を見逃す問題である．ミネソタコードでは，R波もQ波も1.0mmに満たないものは無視するという申し合わせになっているものの，「主として負のQRSにみられる小さい初期Rは，鋭く

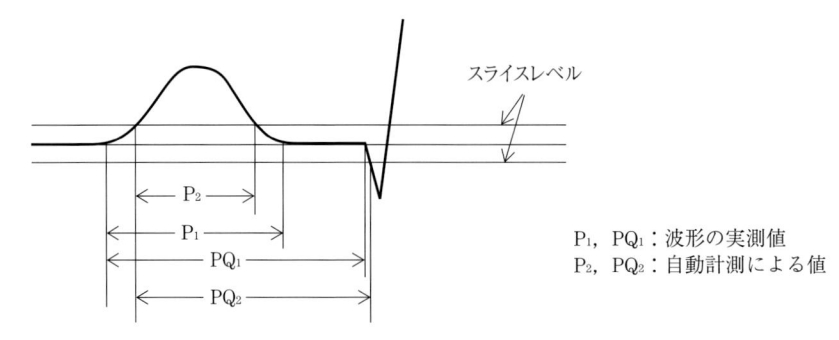

図63 スライスレベルによるP・PQ時間の短縮

P₁, PQ₁：波形の実測値
P₂, PQ₂：自動計測による値

て0.25mmに達していれば，これをRとみなす」必要がある．この点，著者らの自動解析のスライスレベルは±0.5mmとしてあるので，本来はrSと認識すべきものがQSと誤まるおそれが十分ある．このために，V_1，V_2がrSであっても，装置はQSと誤認し1—3—2とコードする場合がある．

4. 記録された心電図が歪んでいること

　記録紙上に焙り出された心電図波形は，物理学上の線ではなくて，ある程度の幅をもつ帯である．したがって真の電位は，帯の上縁でも下縁でもなく，その中央線に相当するはずであるが，ミネソタコードの波形計測は，Q幅にせよST-J点にせよ，記録された心電図について測定上の申し合わせがなされている．そのうえに，熱ペン記録では記録紙と熱ペンとの摩擦のため，記録された波形はこまかい部分で正しい電位を反映していない結果となっている．このように歪んだ波形を人為的な申し合わせで計測した場合の値は，電極で拾った電位を直接に計測する心電図自動診断の成績と違っていて当然のことである．

　つまりコード基準ぎりぎりの所見については，判読者の判定と自動解析の判定が違っても不思議はない．

　以上のような理由で，心電図波形の計測値やパターン認識は，自動解析と人間とで違ってくる場合があっても止むを得ない．しかし実際には，この段階での両者の違いが納得できるとして，これをミネソタコード分類する時点では大きくコードに違いを生ずる場合がある．それはミネソタコード分類にいくつもの約束があるからで，たとえばaV_Lで−4.0mmの陰性Tがあるとき，aV_LのR電位がぎりぎりで，記録された心電図のR波が摩擦で5.0mmに達していないときはこの所見は無視されるが，自動解析で計測した歪みのない電位が5.0mmに達していたとなると，5—2という波形自体からいえば大きな異常所見が，心電計では取り上げ，判読者はこれを無視するという違いが起こる．

　Q・QS項となると，Q幅計測値が0.01秒の差で，コードは大きく違ってくるものである．このような仕組みであることを理解していないと，心電図自動診断

表32 自動診断コードの評価

厳重な再チェックを要するコード	再チェックを要するコード	比較的に信頼できるコード
1—1—のすべて	3—のすべて	1—0
1—2—のすべて	5—のすべて	2—のすべて
1—3—のすべて	6—のすべて	8—7〜8
4—のすべて	7—のすべて	9—1〜2
	8—1〜6	9—4—1〜2
	8—9	9—5
	9—3	9—8—1〜2

の成績に不興を覚える場合がしばしが起こる．

　一般に，異常なしの心電図は機械が正しく判別する．したがって 1—0 のコードは安心して受け止めてよい．また，Q 幅や ST 下降の異常程度が著しい場合も，自動解析の判定は正確である．問題はその中間で，異常の程度が軽い場合の自動解析の判断は，それが正確かどうか再判定を行う必要がある．

　それにしても自動解析の判定を比較的安心して受け止めてよい項目はいくつもある．これを表32に示す．厳重な再チェックを要するコードとは，ぎりぎりの基準の場合ルーペで観察する必要がある．これは，ごくわずかな計測誤差がコードを大きく変えるからである．再チェックを要するコードとは，主として自動解析が苦手とするパターン認識と不整脈に関する問題である．このなかで Q・QS 型，高い R 波，ST 下降は，重いコードに判定しがちなので，念のため再判定が必要というものである．

5. 解析コードが標準化されていない

　自動診断心電計は，解析プログラムによって解析所見がタイプアウトされるのが身上であるから，解析コードの統一と標準化は必須である．ところが現在のところメーカー各社の解析コードは不統一で，とくに問題となるのは，認識された波形を臨床診断に直結して印字しているメーカーがある点である．

　たとえば，Rv_5 電位の増大が左室肥大であり，異常 Q が心筋梗塞と速断されているし，さらに不必要にして不適正なコメントまで附記されてくる点にはまったく困惑を覚える．

　元来，心電図判断の難しさは異常波形のチェックではなく，その背景にひそむ臨床診断にある．これには心電図単独でなく，問診をはじめ他の臨床情報を含めて総合的に対処しなければならない．

　自動診断心電計は集団検診には有用で，たとえ異常でない波形を過大評価してチェックしたところで，次の段階で臨床医の手に委ねる余裕をもっているが，これを臨床の場に持ち出し，波形分類を超えた臨床診断まで印字する行為は僣越も

いいところである.

V 安全対策

　電撃防止に関しては，昔は電流が皮膚から流れ込んで体外へ逃げるときのマクロショックだけ考えておけばよかった．ところが近年は，心臓カテーテル検査や体外ペースメーカ等で電極やトランスジューサが血管を通って心臓内へ入り，心臓に直接匕首をつきつけた格好となる場合が増えてきた．つまり，電極が皮膚を通るのでなく，組織内を通り直接心臓へ流れ込み，そして体外へ流れ出るというミクロショックが問題となっている.

　交流 100mV で 50 あるいは 60Hz の電源についていうと，電源に触れてビリビリ感じ電気がきてるなとわかる最小感知電流は大体 1mA である．さらに電流が増すと，遂に筋肉が痙攣し，筋肉を動かす自由を失い電源から手を離すことができなくなる．このとき手を離せる最大の電流を離脱電流と呼び，これは 10 〜 20mA といわれている．つまり最大許容量は 10mA で，100mA 以上になると心室細動を起こす.

　ところがミクロショックの場合は，35μA 前後で心室細動が起こるので，ミクロショックの許容電流は 10μA とされている．電撃防止の基本は，人体に加わる可能性のある電流をできるだけ小さくし，人体と電源間の絶縁をできるだけ強化することであり，この二つを同時に実施し，一方が万が一障害を起こしても，残る一方で許容電流以下を保証するシステムを講ずることである.

　現行の普及型心電計は，アースが完全であれば通常の心電図記録ではマクロショックの危険はないが，食道誘導では心臓の近くに電極がおかれているので，ミクロショック対策に準じた注意として，後に述べる安全心電計を用いることを勧める.

　さてそこで，ミクロショックの許容電流である 10μA 以上の電流を流さないためには，500 Ω という小さい抵抗しかもっていない人体へ加わる電流は 5mV 以下としなければならない．そのためには，被験者の近くに 5mV 以上の電位差のないことが安全対策の絶対条件となる．つまり電気機器は，電源部分をいかに厳しく絶縁しても，交流は容量分による漏れ電流となって機器の表面やツマミの金属部分などに流れ出る．また万が一の場合に機器内部の故障のため流れる電流もある．この電流がカテーテルを介して心臓へ流れ込むのを防ぐためには，等電位化システムづくりが必要である.

　そのためには，室内の ME 機器はもとより，電動ベッド，テレビ，電話機，スタンドなどすべての金属体を抵抗が非常に低い導線（抵抗値 0.2 Ω 以内）で等電位ポイント（equipotential patient reference ; EPR）と呼ばれる一点に結び，EPR ポイントは独立のアース母線と結んで大地の電位差を等しくすればよい（図

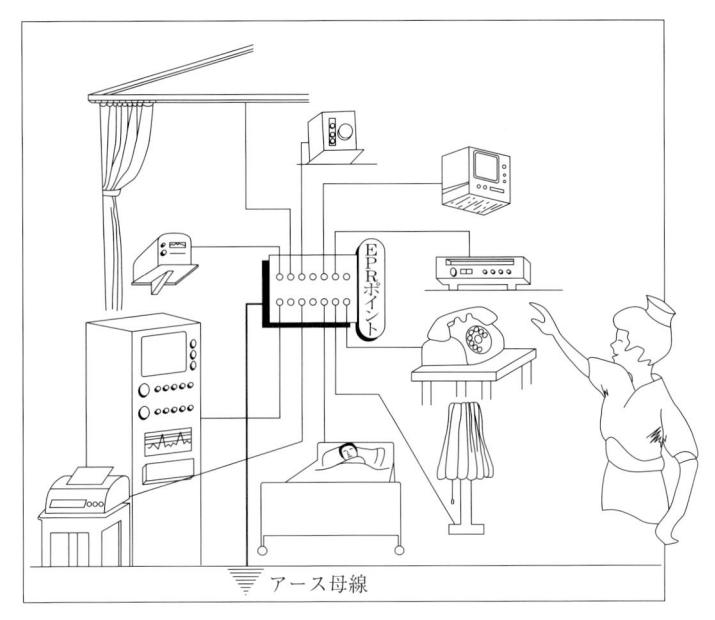

図 64　EPR システム〔文献 61）より引用〕

64).

1. 安全心電計

　開発当初の心電計はオッシログラフによる写真撮影式で，電源には電池が使われていたため，安全上の大した問題はなかったが，心電計が交流電源を使うようになると，交流は漏れ電流となって金属部分などに流れ出てくる．しかし，通常の心電図検査では，右足とアース線との間に患者ヒューズや保安抵抗を入れた普及型心電計でまずは安全であった．

　ところが，心臓カテーテル検査，His 心電図，ペースメーカ植込みが盛んに行われるようになると，ミクロショックの危険性が大問題となってきた．万が一，装置のアースが外れた場合，漏れ電流が心電計のアース回路（右足）から心臓を貫通する危険がある．しかしこのとき，被験者を分離（isolation）しておけば，事故が起きて電流が体内へ流れ込んでも $10\mu A$ 以内に抑えることができる．この分離方法としては，高周波トランスを介して本体の電源を切り離す電磁結合（図 65）や光結合がある．つまりこれが安全心電計とかアイソレーション心電計とかフローティング心電計とか呼ばれるものである．

2. 電撃防護の分類（表 33 ～ 35）

　電気機器の安全性に関しては，漏れ電流の程度による分類と防護形式による分類がある．前者に関しては，B 型装置は電撃防護の程度を強化してあるが，心臓へは直接適用するわけにいかない．BF 型は B 型機器のうち被験者に接続された

図65 安全心電計

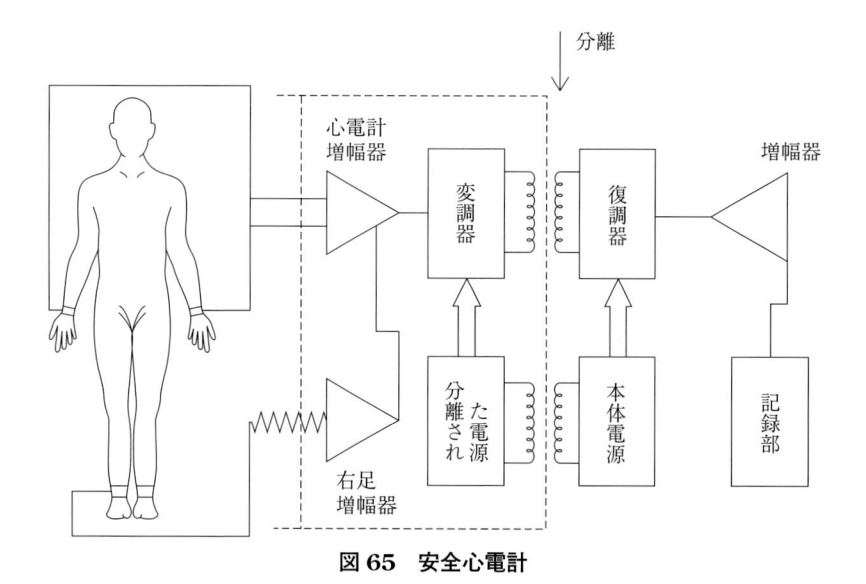

表33 漏れ電流による分類

H 型 装 置：	家庭電気機器あるいは，それと同等な漏れ電流をもっている機器
B 型 装 置：	患者への漏れ電流の限度を100〜300μA程度にするように保護の程度を強化したもの
BF型装置：	患者への機器の装着部を電源部からフローティングしたB型機器
C 型 装 置：	患者への漏れ電流の限度を10μA程度にするために，保護の程度を強化したもの
CF型装置：	患者への機器の装着部をフローティングしたC型機器

H：home　C：corrected
B：body　F：floating

表34 防護形式による分類

Ⅰ級装置：保護アース導体をもった機器
Ⅱ級装置：補強あるいは強化された絶縁をもった機器
Ⅲ級装置：供給電源として交流24V以下の超低圧を使用する機器

（註）これまでの医療機器についているような簡単なアースは，機能的アースという．これに対し保護アース導体というのは安全のために，機能的アースにもう一つ保護アース導体が加わったもので，いわば二重の安全対策がとられている．

表35 電気ショックに対する保護の程度

	H型	B・BF型	C・CF型
保護の形式	Ⅰ・Ⅱ・Ⅲ級	Ⅰ・Ⅱ・Ⅲ級	Ⅰ・Ⅱ級
保護の程度	家庭用と同等	たとえば低いアース漏れ電流にするとか，保護アース接続の信頼性を高めるとかして保護の程度を強化したもの	たとえば非常に低いアース漏れ電流にするとか，保護アース接続の信頼性を高めるとかして保護を高度にしたもの
患者漏れ電流		100～300μA	<10μA
用途別の応用		患者に対する外部からの電気応用に適している	患者に対する内部からの電気応用に適している
1）心臓への電路のある装置	×	×	○
2）心臓への電路はないが，患者への電路ある装置	×	○	○
3）患者への電路はないが，装着部のあるもの，および装着部のまったくない装置	○	○	○
4）病院特定区域での使用	×	×	○

回路部分が，追加保護手段（たとえば右足ヒューズ）をもつ心電計であるが，心臓へは直接適用でもよい．CF型は心電計の許容漏れ電流値を厳しくしたもので，この電流が流れないように心電計の電撃防護伝度を高度に高めたもので，安全心電計とも呼ばれ，直接心臓に適用することができる．

後者に関しては，Ⅰ級とは電撃のおそれがある充電部に基礎絶縁をすると同時に，機器の外部を金属で覆い，この金属部分をアースとして使用するものである．Ⅱ級とは充電部に二重絶縁（基礎絶縁の上に補強絶縁），または強化絶縁（二重絶縁と同等の保護能力を有するもの）を施したものである．Ⅲ級とは交流24V以下，または直流50V以下の超低圧電源を使用し，機器の内部でも上記以上の電圧をもたないものである．

ここで心電計については，使用目的に合わせて機種を選ぶ必要がある．ME機器安全対策PR委員会[63]によると，被験者に対して皮膚の外側から応用するもの

はB, BF型（I, II, III級）を，被験者に対して組織の内部から応用するものはC, CF型（I, II級）としている．この点について著者は，心臓カテーテル検査をはじめとした特殊な条件下で使う心電計はI級・CF型の心電計を用いるべきと考える．ここに普及型心電計や古い心電計を用いるのは絶対に危険である．

10 心電図記録時の注意

　Q・QS，ST・Tのごとく高度に定量化されたミネソタコードを正確に判定するためには，記録された心電図が正確であることが必須条件である．心電図を臨床的に扱う場合は，心電図記録の技術的欠陥を判読の時点でカバーすることも可能である．これは判読者が心電図を見なれていて，多少の基線動揺や筋電図混入があっても，同じ誘導で記録された数心拍の波形を平均化し，一定のパターンを頭の中で作り上げる手腕をもっているからである．

　しかし心電図判読に精通した臨床家であっても，同じ技術的欠陥のある心電図をミネソタコード分類しようとすると，いかんともなし難いというのが実状である．言いかえればミネソタコードはそれほどまでに厳重な客観性を要求しているということである．

　心電図を正確に記録するための条件は，心電計の側にも，心電図記録手技の側にもある．これらについては従来の心電図に関する成書にも記載されているし，循環器系の健康管理[9], [10]に関する書籍に詳しく述べられているが，ここでは実例を挙げて不正確な心電図記録の反省をうながしたい．

I 皮膚の接触抵抗を下げる

　近年の心電計は入力抵抗が大きく製作されているため，皮膚の接触抵抗がある程度大きい場合でも，多少の基線動揺は伴っても実際の判読には支障ない心電図を記録することができる．しかしこれを正規にペーストなり飽和食塩水なりを用いて皮膚の接触抵抗を下げて記録した波形と比べてみると，振幅が小さく画かれていることがわかる．**図66-B**は皮膚を水でぬらしただけで電極を当てた場合であり，**図66-A**はBと同じ誘導に正規にペーストを塗って電極を当てた際の記録である．つまり両者を比較してみると，BではAに比べてR電位が小さめに記録されていることがわかるが，図Bだけを見せられた場合は，操作が正しくなかったか否かは判定のしようがない．ことにV_5誘導のR波電位は左室肥大

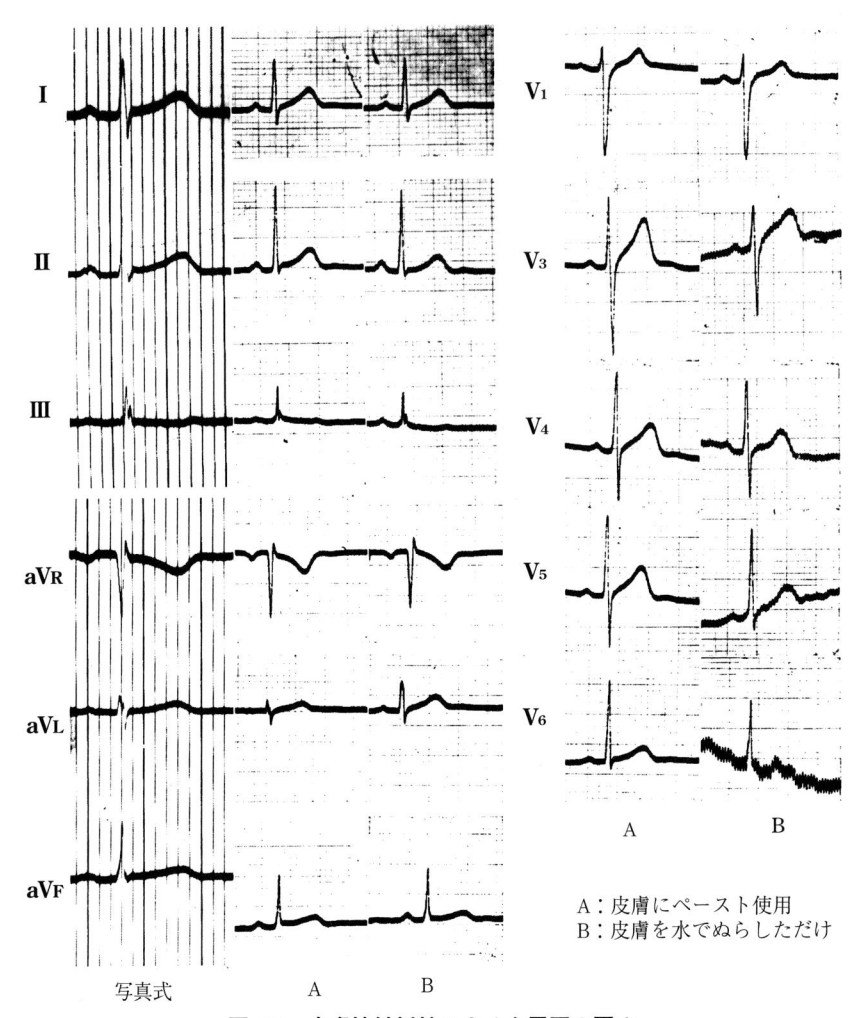

図66 皮膚接触抵抗による心電図の歪み

A：皮膚にペースト使用
B：皮膚を水でぬらしただけ

写真式　A　B

の診断基準に重要な項目であるので，注意すべき事柄である．

　元来，電極を皮膚に当てると，接触面に分極電圧が発生する．これは生体と金属電極との間にイオンの集積が起こり起電力を生ずるためであるが，これは皮膚から電極へ流れる電流を阻止する働きをする．これを皮膚の接触抵抗と呼んでいる．前述したように，現在の心電計は高インピーダンスの増幅回路が組み込まれており，安定した電位変化を取り出すことが可能となった．それにしても接触抵抗は10kΩ以内に抑える必要がある．

　ここに電極ペーストを使う目的があるが，ペーストは申し訳程度に皮膚に塗るのでなく，皮膚にすり込むように強く塗ることが肝心である．もちろんペーストを電極に塗っただけでは皮膚の接触抵抗は低下しない．

　また接触抵抗を下げるには，電気の不良導体である皮膚の脂肪や汚れを除去す

ることも必要である．これには，アルコール綿を用い，電極を着ける部位の皮膚を清潔にすることが大切である．

Ⅱ 電極の位置を正しく

　肢誘導の際には，電極の位置が変わっても診断上の大きな誤りはきたさないが，胸壁誘導のときは厳密に電極を正しい位置に置かないと波形にかなりの歪みをきたす．これは当然のことであるが，そのことを知っていながら間違いをおかしやすいのは V_5 の判定である．V_5 とは前腋窩線上で V_4 との等高の位置であるが，前腋窩線が決めにくいところに問題がある．前腋窩線は腕を頭方向へ伸ばしたときと体幹に接したときとでまったく違ってしまう．心電図誘導の際にいう前腋窩線とは腕を体幹につけた自然の姿勢で判定するわけであるが，患者の右側に立って判定するときは，より前方に評価しがちである．必ず患者の左側に位置して決めないと間違いをおかす．正しい V_5 位置に電極を置くと，V_1 から V_4 までは電極の位置が接近しているのに，V_5 に至って急に V_4 との距離がひらいてしまうが，これが正しい V_5 の位置である．

　ところで V_5 の位置判定を誤った際に，どんなことが起こるかというと，RV_5 の電位計測に誤りをきたす結果となる．**図 67** は正規の V_5 を中心に，上下前後

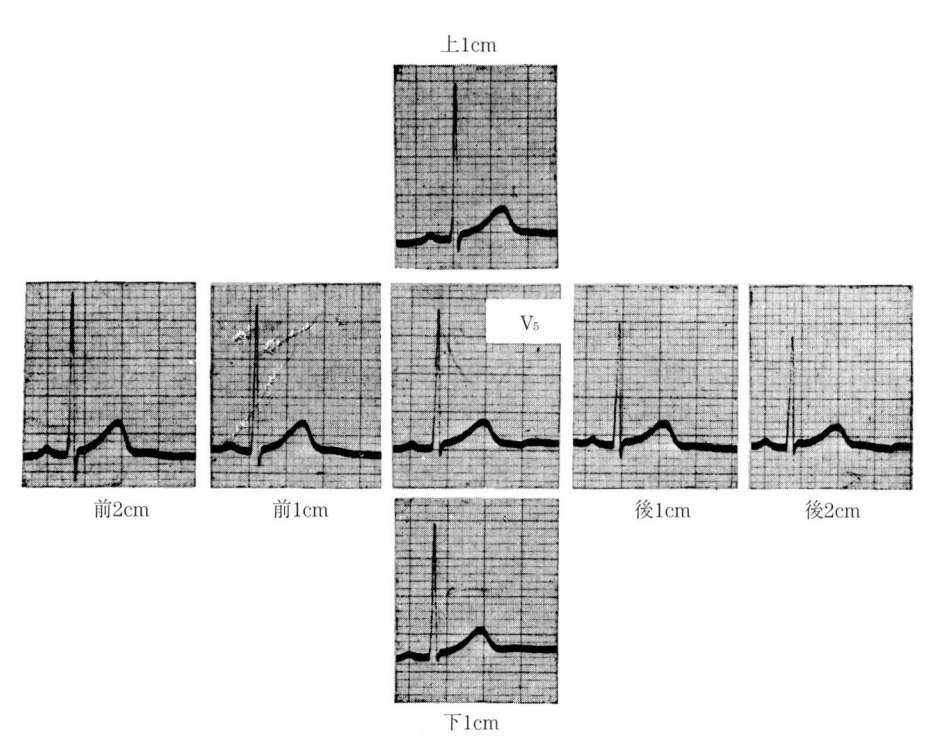

図 67　V_5 を中心に電極を上下左右にずらしたときの波形

1cmあて電極をずらしたときと,前後2cmあてずらしたときとの波形であるが,前方に1cmずらしただけでRv₅は1.8mVのものが1.9mVに評価され,後方1cmずれただけで1.6mVに評価される.Rv₅の計測は左室肥大の診断に重要な事項であるし,ことに同一患者について経過を追って心電図を記録し比較するときに留意すべき事柄である.

III ペーストは必要最小限の範囲に塗る

　皮膚の接触抵抗を小さくすべきことは論をまたないが,ペーストを皮膚によくすり込もうと努力すると思わず広範囲に塗りかねない.かかる際はペーストを塗った範囲から心臓の電位を拾うことになるから,本来の誘導部位から記録される波形とは異なった波形を得る結果となる.ことにV_1からV_4までは相互の距離が短いから,胸壁誘導子をV_1からV_5に接着しておいて心電図を記録する際に,それぞれのペースト同士がつながり合っていると大きな間違いをきたす.**図68-C**がその例で,誘導子をV_1の位置に正しく置きながら,V_2,V_3の位置に塗ったペーストとV_1に塗ったペーストとつながっているため,V_2やV_3あたりの電位まで拾ってしまった波形が得られる.右室肥大の診断にはR/S比が重要な項目であるから注目せねばならない.

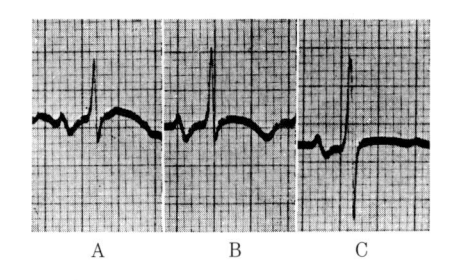

V_1誘導
A:皮膚の接触抵抗が大きいとき
B:正規の記録
C:ペーストを広範囲に塗ったとき

図68

IV 適正な記録紙を使う

　とくに集団検診の際に問題を引き起こすのが不良な記録紙に心電図を記録する場合である.数千人という被験者を対象とするときは,記録用紙の価格は莫大なものとなる.そのために目先の経済性から滑りのわるい安価な記録紙を求めるケースが多くみられるが,このものは熱ペンと記録紙との摩擦が大きいため,低周

波成分の記録に大きく歪みを生ずる羽目となる．たとえばQ幅やST-J点の正確な計測に大きな犠牲をはらう結果となり，いかに厳密な計測を行っても，その成績は信頼できるものではない．

　サーマルレコーダによる記録の場合も，指定された記録紙以外を使用すると，サーマルヘッドの消耗や不鮮明な記録を招く結果となる．

Ⅴ 感度を 1mV ＝ 1.0cm で記録する

　心電図は 1mV ＝ 1.0cm の感度で記録するのが原則である．ところが被験者によっては胸壁誘導で QRS の振れが大きいため，正規の感度で記録すると心電図が記録紙の方眼からはみ出たり，多素子心電計では隣同士の熱ペンがぶつかり合って，波形に歪みが出たりする．このことから，見た目にはきれいに心電図を記録する目的で，胸壁誘導を一律に 1mV ＝ 0.5cm の感度で記録するクセをつける技術者が少なくない．

　しかし心電図記録の目的は，あくまでも正確に記録することであって，芸術性

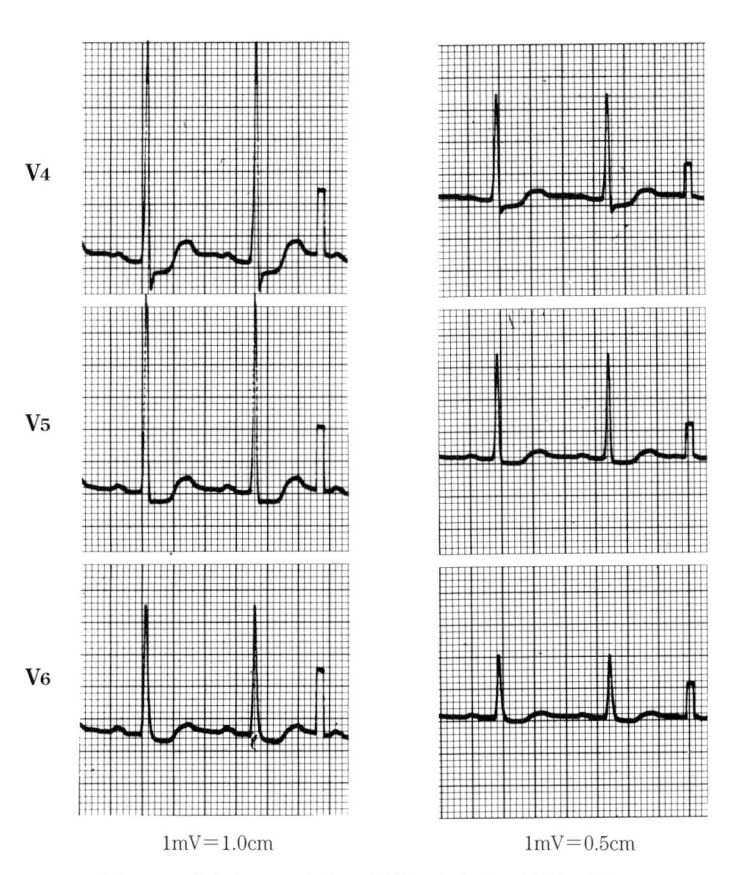

図 69　感度を 1/2 として記録したときの波形の歪み

を貴ぶものではない．とくに ST を正確に記録するには，基線を記録紙の中央部に画くのがもっとも安全である．ただ，QRS の振れが大きくて不都合なときに，基線を適当に上方あるいは下方に多少ずらすことはある．しかし基線を多少ずらしたくらいでは QRS の頂点が正しく収まらない場合は，1mV＝1.0cm の感度の記録をいったん行ったうえで，さらに同じ誘導を 1mV＝0.5cm 感度として記録しなおすのが正しい態度である．

　その理由は**図 69** を見れば一目瞭然である．これは $V_4 \sim V_6$ の波形であるが，1mV＝0.5cm 感度で記録した波形では，R 電位にせよ，ST 下降にせよ，T 電位にせよ，実測値を 2 倍したところで 1mV＝1.0cm で記録した波形の実測値に達していないことがわかる．ただし本例の正規記録における R_{V_5} は頂点が飽和状態に達しているため，感度を 1/2 として記録した R 電位を 2 倍した値は正規記録の R 電位より大である．

　これをまとめると，1mV＝1.0cm 感度の記録に基づいて定めたミネソタコード基準を，1/2 感度で記録した心電図から判定すると，基準ぎりぎりの波形は正確なコード化が不可能ということである．

文　献

1) Blackburn H, Keys A, Simonson E, et al : The electrocardiogram in population studies. Circulation　21 : 1160, 1960
2) Rose GA, Blackburn H : Cardiovascular survey methods. Monograph series No.56. pp.98-105 and Annex 1, WHO, Geneva, 1968
3) Rose GA, Backburn H, Gillum RF, Prineas RJ : Cardiovascular survey methods. pp.89-95 and Annex 1, WHO, Geneva, 1982
4) Robles de Medina EO : A new coding system for electrocardiography. Excerpata Medica, Amsterdam, 1972
5) 渡辺　孝，生方茂雄：異常心電図―ミネソタコードと臨床．近代医学社，東京，1974
6) Keys A : Seven countries. A multivariate analysis of death and coronary heart disease. A Commonwealth Fund Book. Harvard University Press, Cambridge, 1980
7) 日本循環器管理研究協議会　編：循環器疾患の予防・管理・治療マニュアル．保健同人社，東京，2003
8) Prineas RJ, Crow RS, Blackburn H : The Minnesota code manual of electrocardiographic findings. Standards and procedures for measurement and classification. John Wright・PSG Inc, Bristol, 1982
9) 日本循環器管理研究協議会　編：改訂増補 高血圧・脳卒中・心臓病保健指導ハンドブック（第5版）．保健同人社，東京，1994
10) 厚生省保健医療局老人保健部，老人保健 監修：老人保健法による健康診査マニュアル．日本公衆衛生協会，東京，1986
11) Scott RC : ECG in ventricular hypertrophy. Cardiovasc Clin　5 : 219, 1973
12) Smith RF, et al : Acquired bundle branch block in a healthy population. Am Heart J 80 : 746, 1970
13) The Coronary Drug Project Research Group : The coronary drug project, design, methods, and baseline results. Circulation　47(Suppl No.1) : Ⅰ-1, 1973
14) Rosenbaum MB : Classification of ventricular extrasystoles according to form. J Electrocardiol　2 : 289, 1969
15) Kannel WB, Margolis JR : Electrocardiographic left ventricular hypertrophy and risk of coronary heart disease : The Framingham study. Ann Int Med　72 : 813, 1970
16) Renuaner A, et al : Predictive value of ECG findings with respect to coronary heart diesease mortality. Advances Cardiol　21 : 310, 1978
17) Ashman R : The normal duration of the Q-T interval. Am Heart J　23 : 522, 1942
18) Lepeschkin E : The U wave of the electrocardiongram. Arch Int Med　96 : 600, 1955
19) Simonson E, Cady LD, Woodbury M : The normal Q-T interval. Am Heart J　63 : 747, 1962
20) Lepeschkin E In Altman PL, Dittmer DS（eds）: Respiration and circulation. Bethesda Md, Federation of American Societies for Experimental Biology. p.277, 1971
21) Goldschlager N, Goldman MJ : Electrocardiography : Essentials of Interpretation. Lange Medical Publ, California, 1984
22) Lepeschkin E In Schlant RC, Hurst JW（eds）: Advances in electrocardiography. p.353, Grune & Stratton, New York, 1976
23) Watanabe Y : Purkinje repolarization as a possible cause of the U wave in the electrocardiogram. Circulation　51 : 1030, 1975
24) Gardin JM, et al : Pseudoischemic "false positive" S-T segment changes induced by

hyperventilation in patients with mitral valve prolapse. Am J Cardiol 45 : 952-958, 1980
25) Tommaso CL, Gardin JM : Pseudoischemic ST segment changes induced by hyperventilation. Primary Cardiol, April : 111-119, 1983
26) Karjalainen J : Functional and myocarditis-induced T-wave abnormalities. Effect of ortho stasis, β-blockade, and epinephrine. Chest 83 : 868-874, 1983
27) Zeppilli P, et al : T wave abnormalities in top-ranking athletes : effect of isoproterenol, atropine, and physical exercise. Am Heart J 100 : 213-222, 1980
28) 田中徳巳, 渡辺　孝, 湯浅和男：心電図異常を呈した競輪選手2例の報告. 第5回東日本スポーツ医学研究会演習抄録. p.11, 1983
29) Vistasalo MT, Kala R, Eisalo A : Ambulatory electrocardiographic recording in endurance athletes. Br Heart J 47 : 213-220, 1982
30) Surawicz B, Lasseter KC : Effect of drugs on the electrocardiogram. Prog Cardiovasc Dis 13 : 26-55, 1970
31) Behar S, Kariv I : Effect of propranolol on "non specific" S-T segment and T-wave changes : differentiation of coronary from non-coronary ECG changes. Chest 63 : 376-379, 1973
32) Goldberger AL : Myocardial infarction, electrocardiographic differential diagnosis. ed. 3, The C. V. Mosby Co., Saint Louis, 1984
33) Morris JJJr, Estes EHJr, Whalen RE, et al : P-wave analysis in valvular heart disease. Circulation 29 : 242, 1964
34) Rios JC, Schatz J, Heeshel JC : P wave analysis in coronary artery disease. Chest 66 : 146, 1974
35) Macruz R, Perloff JK, Case RB : A method for the electrocardiographic recognition of atrial enlargement. Circulation 17 : 882, 1958
36) Kasserr I, Kennedy JW : The relationship of increased left atrial volume and pressure to abnormal P waves on the electrocardiogram. Circulation 39 : 339, 1969
37) Kilcoyne MM, Davis AL, Ferrer MI : A dynamic electrocardiographic concept useful in the diagnosis of cor pulmonale : Result of a survey of 200 patients with chronic obstructive pulmonary disease. Circulation 42 : 903, 1970
38) Chou T-C, Helm RA : The pseudo P pulmanale. Circulation 32 : 96, 1965
39) Bahler AS, et al : Correlations of electrocardiography and echocardiography in determination of left ventricular wall thickness. Study of apparently normal subjects. Am J Cardio 39 : 189, 1977
40) Browne PJ, et al : The echocardiographic correlations of left ventricular hypertrophy diagnosed by electrocardiography. J Electrocardiol 10 : 105, 1977
41) Cabrera CE, Monroy JR : Systolic and diastolic loading of the heart. Am Heart J 43 : 669, 1952
42) Chou T-C : Electrocardiography in clinical practice. Grune & Stratton, New York, 1979
43) Rotman M, Triebasser JA : A clinical and folow-up stusy of right and left bundle branch block. Circulation 51 : 477, 1975
44) Tapia FA, Proudfit WL : Secondary R waves in right precordial leads in normal persons and in patients with cardiac disease. Circulation 21 : 28, 1960
45) Horan LG, Flowers NC, Johnson JC : Significance of the diagnostic Q wave of myocar-

dial infarction. Circulation 43 : 428, 1971

46) Rios JC, Sinderson T, Goldberg S : Electrocardiographic-angiographic correlations in coronary heart disease. In Rios JC (ed) : Clinical-electrocardiographic correlations. p.111, FA Davis Co, Philadelphia, 1977
47) Stein PD, Simon AP : Vectorcardiographic diagnosis of diaphragmatic myocardial infarction. Am J Cardiol 38 : 568, 1976
48) 蔵本 築：ミネソタコードと剖検との対比—特にQを中心として．第3回循協総会誌, p.78, 1968
49) Mehta J, et al : Medical-surgical aspects of left main coronary artery disease. J Thorac Cardiovasc Surg 71 : 137, 1976
50) Benchimol A, et al : Resting electrocardiogram in major coronary artery disease. JAMA 224 : 1489, 1973
51) Hamby RI, et al : Clinical hemodynamic and angiographic aspects of inferior and anterior myocardial infarction in patients with angina pectoris. Am J Cardiol 34 : 513, 1974
52) Frikssen J, et al : False positive diagnostic test and coronary angiographic findings in 105 presumably healthy males. Circulation 54 : 371, 1976
53) Cumming GR, et al : Exercise electrocardiogram pattern in normal women. Br Heart J 35 ; 1055, 1973
54) Christison GW, et al : Comparison of changes in R-wave amplitude and ST segments in treadmill stress testing as a predictor of coronary artery disease (Abstr). Am J Cardiol 41 : 376, 1978
55) Biberman L, Sarma RN, Surawitz B : T wave abnormalities during hyperventilation and isoproterenol infusion. Am Heart J 81 : 166, 1977
56) Taggart P, Carruthers M, Somerville W : Emotions, catecholamines and the electrocardiogram. In Ya PN, Goodwin JF (eds) : Progress in Cardiology. p.103, Lea & Febiger, Philadelphia, 1978
57) Lichtman J, O'Rourke RA, Klein A, et al : Electrocardiogram of the athlete. Alterations simulating those of organic heart disease. Arch Int Med 132 : 763-770, 1973
58) Marcomichelakis J, et al : Observations on influence of betablockade on specificity of treadmill exercise test. Br Heart J 40 : 441, 1978
59) Welch CC, Proudfit WL, Sheldon WC : Coronary arteriographic findings in 1000 women under age 50. Am J Cardiol 35 : 211, 1975
60) Rikli AE, et al : Circulation 24 : 643, 1961
61) Caceres CA : Circulation Research 11 : 563, 1962
62) 松尾正之，山本光璋：医用電子と生体工学 4 ： 126, 1966
63) ME機器安全対策PR委員会編：ME機器の安全な使い方ABC．エレクトロニクス協議会, 1974

和文索引

あ

安静時心電図判定基準（保健事業用） 64
安全心電計 155

い

異常 Q 波 122
　　——の臨床的意義 31
陰性 P 87
陰性 T 波 27
　　V_1, V_2 の—— 90
　　器質的—— 96
　　機能的—— 96

う

右脚ブロック 117
　　完全—— 117
　　不完全—— 118
右室肥大 112
右房負荷 107
運動家の ST・T 変化 92

か

過呼吸症候群 92
完全右脚ブロック 117
完全左脚ブロック 116

き

期外収縮 68
器質的陰性 T 96
機能的陰性 T 96
局在性 T 陰性症候群 95

こ

広範囲の T 電位減少 94
高振幅 R 波 26

さ

左脚ブロック 115
　　完全—— 116
　　不完全—— 117
左脚ヘミブロック 119
左脚後枝ブロック 121
左脚前枝ブロック 120
左室肥大 108
左房負荷 105

し

若年型 T 変化 92
集団検診 63
心室興奮（伝導）時間 17
心室伝導障害 28, 69
心室内ブロック 119
心電図自動診断 141
心電図判定・指導区分（案）（日循協の） 66
神経症性心症候群（neurotic heart syndrome） 93

そ

早期再分極症候群 97

て・と

電気軸 82
　　——の偏位 127

電撃防護の分類 155
等電位ポイント 154

な・に

7 カ国調査 11
日本循環器管理研究協議会の 2003 年心電図判定・指導区分（案） 66

ひ

皮膚の接触抵抗 159

ふ・ほ

不完全右脚ブロック 118
不完全左脚ブロック 117
不整脈 28
房室伝導障害 27

み

ミネソタコード 9
　　——の出現頻度 71
　　——の適用細則 23

り・ろ

両室肥大 115
両房負荷 108
良性脚ブロック 69
漏斗胸 106

欧文索引

B

Brugada 症候群　136

E

equipotential patient reference；EPR　154

F

fat R wave　69

P

P 電位　18
P 波　75
　　2 相性――　87
　　2 峰性――　89
　　尖鋭な――　87
P 幅　14
PQ（PR）時間　78
PQ 延長　67
PQ 時間　15
PR 部　78

Q

Q 電位　18
Q 波
　　――のない V_5，V_6　90
　　異常――　31，122
Q 幅　15
Q・QS　24
QRS　78
QRS 時間　15
QRS 軸偏位　26
QRS 全振幅　19
QT 時間　16，83
　　――異常　136

R

R 頂点時間　16
R 電位　18
RSR′型　89
（高振幅）R 波　26

S

straight-back syndrome　106
S 電位　18

ST 異常　70，129
ST 接合部　26
ST 部　26，80
ST-J 点　19，80
ST・T パターン異常　21
ST・T 変化
　　運動家の――　92
　　非特異的――　91

T

（ⅢとaVFの）陰性 T　90
T 異常　132
T 電位　20
　　広範囲の――減少　94
T 波　81
　　――異常　70

U

U 異常　135
U 波　85

V

ventricular activation time；VAT　17

異常心電図 ―― ミネソタコードと臨床 [改訂第5版]

```
1973年 2月20日   第1版1刷発行
1975年 9月10日   第3版1刷発行
1985年 3月20日   第4版1刷発行
2003年 9月25日   第5版1刷発行
```

著 者：渡　辺　　　孝
発行者：増　永　和　也
発行所：株式会社　日本メディカルセンター
　　　　東京都千代田区神田神保町1-64（神保町協和ビル）
　　　　〒101-0051　TEL.03(3291)3901(代)
印刷所：株式会社　シナノ

ISBN4-88875-152-8　￥3800E

©2003　　乱丁・落丁は，お取り替えいたします．

本書に掲載された著作物の複写・転載およびデータベースの取り込みに関する許諾権は日本メディカルセンターが保有しています．

JCLS <㈳日本著作出版権管理システム委託出版物>
本書の無断複写は著作権法上での例外を除き，禁じられています．複写される場合はそのつど事前に㈳日本著作出版権管理システム（☎03-3817-5670 FAX 03-3815-8199）の承諾を得てください．